Oliver Kretz

Sobotta

Anatomia para Colorir

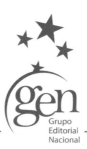

O GEN | Grupo Editorial Nacional – maior plataforma editorial brasileira no segmento científico, técnico e profissional – publica conteúdos nas áreas de ciências da saúde, exatas, humanas, jurídicas e sociais aplicadas, além de prover serviços direcionados à educação continuada e à preparação para concursos.

As editoras que integram o GEN, das mais respeitadas no mercado editorial, construíram catálogos inigualáveis, com obras decisivas para a formação acadêmica e o aperfeiçoamento de várias gerações de profissionais e estudantes, tendo se tornado sinônimo de qualidade e seriedade.

A missão do GEN e dos núcleos de conteúdo que o compõem é prover a melhor informação científica e distribuí-la de maneira flexível e conveniente, a preços justos, gerando benefícios e servindo a autores, docentes, livreiros, funcionários, colaboradores e acionistas.

Nosso comportamento ético incondicional e nossa responsabilidade social e ambiental são reforçados pela natureza educacional de nossa atividade e dão sustentabilidade ao crescimento contínuo e à rentabilidade do grupo.

Oliver Kretz

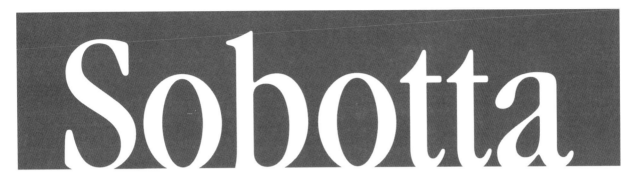

Anatomia para Colorir

Com 160 ilustrações

5ª edição

Revisão Técnica
Maria de Fátima Azevedo
Graduada em Medicina pela Faculdade de Ciências Médicas da Universidade do Estado do Rio de Janeiro (UERJ). Pós-graduada pela Sociedade Brasileira de Medicina Interna (Hospital da Santa Casa de Misericórdia do Rio de Janeiro). Pós-graduada em Medicina do Trabalho pela FPGMCC/UNIRIO. Médica Concursada do Ministério da Saúde. Médica Concursada do Município do Rio de Janeiro. Membro da Comissão de Ética Médica do CMS João Barros Barreto.

Tradução
Mariana Villanova Vieira

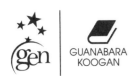

- O autor deste livro e a editora empenharam seus melhores esforços para assegurar que as informações e os procedimentos apresentados no texto estejam em acordo com os padrões aceitos à época da publicação. Entretanto, tendo em conta a evolução das ciências, as atualizações legislativas, as mudanças regulamentares governamentais e o constante fluxo de novas informações sobre os temas que constam do livro, recomendamos enfaticamente que os leitores consultem sempre outras fontes fidedignas, de modo a se certificarem de que as informações contidas no texto estão corretas e de que não houve alterações nas recomendações ou na legislação regulamentadora.

- Data do fechamento do livro: 16/12/2022

- O autor e a editora se empenharam para citar adequadamente e dar o devido crédito a todos os detentores de direitos autorais de qualquer material utilizado neste livro, dispondo-se a possíveis acertos posteriores caso, inadvertida e involuntariamente, a identificação de algum deles tenha sido omitida.

- **Atendimento ao cliente: (11) 5080-0751 | faleconosco@grupogen.com.br**

- Traduzido de
SOBOTTA MALBUCH ANATOMIE, FIFTH EDITION
Copyright © 2021 Elsevier GmbH, Deutschland.
All rights reserved.
This 5th edition of Sobotta Malbuch Anatomie, by Oliver Kretz, is published by arrangement with Elsevier GmbH, Urban & Fischer Munich.
ISBN: 978-3-437-41437-4
Esta 5ª edição de Sobotta Malbuch Anatomie, de Oliver Kretz, é publicada por acordo com a Elsevier GmbH, Urban & Fischer Munich.

- Ilustrações de: Andreas Dietz, Konstanz, 2.13, 2.14, 3.3, 3.4, 3.5, 3.14, 3.15, 5.4, 5.5, 5.9, 9.4, 9.6, 9.7, 9.13, 9.14, 9.24; Holger Keller, Freiburg, todas as outras, exceto as mencionadas anteriormente.

- Direitos exclusivos para a língua portuguesa
Copyright © 2023 by
GEN | GRUPO EDITORIAL NACIONAL S/A.
Publicado pelo selo Editora Guanabara Koogan Ltda.
Travessa do Ouvidor, 11
Rio de Janeiro – RJ – CEP 20040-040
www.grupogen.com.br

- Reservados todos os direitos. É proibida a duplicação ou reprodução deste volume, no todo ou em parte, em quaisquer formas ou por quaisquer meios (eletrônico, mecânico, gravação, fotocópia, distribuição pela Internet ou outros), sem permissão, por escrito, do GEN | Grupo Editorial Nacional Participações S/A.

- Capa: SpieszDesign, Neu-Ulm

- Adaptação da capa: Bruno Gomes

- Imagem da capa: Andreas Dietz, Konstanz

- Editoração eletrônica: Clic Editoração Eletrônica Ltda.

> **Nota**
>
> Este livro foi produzido pelo GEN | Grupo Editorial Nacional, sob sua exclusiva responsabilidade. Profissionais da área da Saúde devem fundamentar-se em sua própria experiência e em seu conhecimento para avaliar quaisquer informações, métodos, substâncias ou experimentos descritos nesta publicação antes de empregá-los. O rápido avanço nas Ciências da Saúde requer que diagnósticos e posologias de fármacos, em especial, sejam confirmados em outras fontes confiáveis. Para todos os efeitos legais, a Elsevier, os autores, os editores ou colaboradores relacionados a esta obra não podem ser responsabilizados por qualquer dano ou prejuízo causado a pessoas físicas ou jurídicas em decorrência de produtos, recomendações, instruções ou aplicações de métodos, procedimentos ou ideias contidos neste livro.

- Ficha catalográfica

CIP-BRASIL. CATALOGAÇÃO NA PUBLICAÇÃO
SINDICATO NACIONAL DOS EDITORES DE LIVROS, RJ

K92s
5. ed.

    Kretz, Oliver
        Sobotta anatomia para colorir / Oliver Kretz ; ilustração Andreas Dietz , Holger Keller ; tradução Mariana Villanova ; revisão técnica Maria de Fátima Azevedo. - 5. ed. - Rio de Janeiro : Guanabara Koogan, 2023.
        : il. ; 28 cm.

    Tradução de: Sobotta malbuch anatomie
    Inclui índice
    ISBN 978-85-9515-952-5

    1. Anatomia humana. 2. Livros para colorir. I. Dietz, Andreas. II. Keller, Holger. III. Villanova, Mariana. IV. Azevedo, Maria de Fátima. V. Título.

22-81220   CDD: 611
                       CDU: 611

Gabriela Faray Ferreira Lopes - Bibliotecária - CRB-7/6643

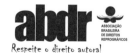

Prefácio

O conhecimento preciso da anatomia macroscópica é a base da formação em Medicina e um pré-requisito para todas as atividades médicas. Isso se aplica ao exame físico do paciente, à avaliação dos exames de imagem e, obviamente, a toda intervenção cirúrgica.

Para compreender as complexas relações topográficas, é necessário ter uma boa visão espacial. Portanto, as relações posicionais das estruturas anatômicas são mais bem aprendidas e compreendidas, no sentido literal, por meio da prática no curso de dissecação.

Como essa oportunidade existe apenas em um período limitado de treinamento, são necessários livros didáticos de anatomia humana com boas imagens. Além disso, muitos alunos fazem os próprios esboços com breves explicações de estruturas anatômicas com base em livros e atlas de anatomia. Isso condiz com as teorias de aprendizagem, segundo as quais conteúdos complexos são mais bem lembrados quando ativamente reproduzidos.

Com base nesses conceitos, desenvolvemos um livro de anatomia para colorir que também fornece um modelo para os alunos menos talentosos no desenho, para que possam entender, de maneira divertida e por meio da pintura, regiões do corpo importantes e topograficamente complexas.

Sobotta Anatomia para Colorir é destinado a estudantes de Medicina e outras áreas da saúde, bem como a qualquer pessoa interessada em anatomia humana. Seus **desenhos** são "emprestados" do *Sobotta Atlas de Anatomia Humana*, que, como publicação de referência, acompanha gerações de estudantes em seus estudos. Nele é possível consultar facilmente outras figuras durante o uso do livro para colorir.

Os desenhos são complementados por **textos de aprendizagem**, que contêm todas as informações essenciais de maneira precisa e facilmente compreensível, guiando o leitor interativamente no trabalho com os desenhos. Esses textos contêm também a **descrição das figuras** e os **fatos mais relevantes para testes e exames** da região do corpo ilustrada. As principais informações de cada tópico são destacadas na seção *Notas*. Além disso, há referências às **correlações clínicas**, que tornam o aprendizado mais interessante e ajudam a fixar na memória tudo o que foi aprendido.

Agradecimentos

Meus agradecimentos especiais a Holger Keller, de Freiburg, e Dr. Andreas Dietz, de Konstanz, que arquitetaram com muita criatividade e esmero os desenhos artisticamente atraentes e anatomicamente precisos que dão vida a esta obra. Além disso, gostaria de agradecer aos funcionários do conselho editorial de estudos médicos e do departamento de produção da editora Elsevier/Urban & Fischer, pela parceria harmoniosa e construtiva. Agradeço ainda ao meu antigo chefe e professor, Prof. Dr. Med. R. Bock, de Homburg/Saar. A todos os leitores, desejo muito sucesso e muita diversão no trabalho com este livro.

Hamburg, janeiro de 2021
PD Dr. Med. Oliver Kretz

Como usar este livro

Este livro de colorir é dividido em capítulos de acordo com as regiões do corpo, nos quais são abordadas sub-regiões e órgãos, relacionando texto e figuras. As páginas de ilustrações fornecem modelos para colorir em preto e branco, que podem ser pintados com lápis de cor. Embora a escolha da cor seja basicamente livre, recomendamos o uso de cores semelhantes às dos atlas e livros didáticos anatômicos comuns (artérias: vermelho; veias: azul; nervos: amarelo; vasos linfáticos: verde; músculos: marrom-avermelhado etc.). As estruturas dessas páginas são numeradas e podem ser marcadas como um teste.

As páginas de texto correspondentes fornecem a descrição detalhada da figura, além da explicação de todas as estruturas numeradas. O texto pode ser lido antes da pintura ou como "resolução" após a descrição, em forma de teste. Ademais, o texto apresenta brevemente os conceitos mais importantes sobre a região do corpo ilustrada. O livro para colorir contém regiões do corpo importantes e topograficamente complexas. Para aprender a anatomia completa e sistemática, recomendamos livros de anatomia detalhados, como *Sobotta Atlas de Anatomia Humana*.

Críticas e sugestões para melhorias deste livro são bem-vindas.

Denominações gerais das orientações e posições do corpo

Os termos a seguir descrevem a posição mútua de órgãos e partes do corpo, desconsiderando, em alguns momentos, a localização do corpo no espaço, bem como a posição e a orientação dos membros. Esses termos são aplicados não apenas em anatomia humana, mas também na prática clínica e em anatomia comparada.

Denominações gerais

anterior – posterior = frente – atrás (p. ex., artérias tibiais anterior e posterior)

ventral – dorsal = para o abdome – para as costas

superior – inferior = acima – abaixo (p. ex., conchas nasais superior e inferior)

cranial – caudal = em direção à cabeça – em direção ao cóccix

direito – esquerdo = direcionado para o lado direito – direcionado para o lado esquerdo (p. ex., artérias ilíacas comuns direita e esquerda)

interno – externo = dentro – fora

superficial – profundo = próximo da superfície – longe da superfície (p. ex., músculos flexores superficiais e profundos dos dedos)

médio, intermédio = localizado entre duas outras estruturas (a concha nasal média, p. ex., está localizada no ponto médio entre as conchas nasais superior e inferior)

mediano = localizado na linha mediana (fissura mediana anterior da medula espinal). Por meio de um "corte sagital mediano", o corpo é dividido em duas partes simetricamente iguais

medial – lateral = próximo ao meio do corpo – próximo ao lado do corpo (p. ex., fossas inguinais medial e lateral)

frontal = localizado no plano da frente, também direcionado para a frente (p. ex., processo frontal da maxila)

longitudinal = no sentido do comprimento (p. ex., músculo longitudinal superior da língua)

sagital = localizado no plano sagital

transversal = localizado no plano transversal

transverso = que atravessa (p. ex., processo transverso da vértebra torácica)

Orientações e posições dos membros

proximal – distal = localizado próximo da raiz do membro – localizado próximo da extremidade do membro (p. ex., articulações radiulnares proximal e distal)

Para os membros superiores:
radial – ulnar = localizado no lado radial – localizado no lado ulnar (p. ex., artérias radial e ulnar)

Para as mãos:
palmar – dorsal = em direção à palma da mão – em direção ao dorso da mão (p. ex., aponeurose palmar, músculo interósseo dorsal)

Para os membros inferiores:
tibial – fibular = localizado no lado tibial – localizado no lado fibular (p. ex., artéria tibial anterior)

Para os pés:
plantar – dorsal = em direção à planta do pé – em direção ao dorso do pé (p. ex., artérias plantares lateral e medial, artéria dorsal do pé)

Abreviaturas

A., Aa.	=	artéria, artérias (plural)
Art.	=	articulação
Gl., Gll.	=	glândula; glândulas (plural)
Lig., Ligg.	=	ligamento, ligamentos (plural)
M., Mm.	=	músculo, músculos (plural)
N., Nn.	=	nervo, nervos (plural)
Ncl., Ncll.	=	núcleo, núcleos (plural)
Proc., Procc.	=	processo, processos (plural)
R., Rr.	=	ramo, ramos (plural)
V., Vv.	=	veia, veias (plural)

Sumário

1. **Dorso** 2
   - 1.1 Músculos superficiais (extrínsecos) do dorso 2
   - 1.2 Músculos profundos do dorso 4
   - 1.3 Músculos curtos do pescoço e trígono suboccipital 6

2. **Membro Superior** 8
   - 2.1 Articulação do ombro 8
   - 2.2 Músculos do ombro 10
   - 2.3 Músculos do braço 12
   - 2.4 Músculos do antebraço 14
   - 2.5 Articulação do cotovelo 16
   - 2.6 Articulações da mão 18
   - 2.7 Região dorsal do carpo e da mão ... 20
   - 2.8 Face anterior do antebraço distal e da mão 22
   - 2.9 Músculos curtos da mão 24
   - 2.10 Plexo braquial 26
   - 2.11 Vasos e nervos do braço 28
   - 2.12 Vasos e nervos da mão 30
   - 2.13 Cortes transversais do braço e do antebraço 32

3. **Membro Inferior** 34
   - 3.1 Quadril 34
   - 3.2 Articulação do quadril 36
   - 3.3 Músculos das regiões glútea e posterior da coxa 38
   - 3.4 Músculos anteriores da coxa 40
   - 3.5 Articulação do joelho 42
   - 3.6 Músculos posteriores da perna ... 44
   - 3.7 Músculos anteriores e laterais da perna 46
   - 3.8 Articulação talocrural 48
   - 3.9 Dorso do pé 50
   - 3.10 Planta do pé 52
   - 3.11 Vias vasculonervosas no trígono femoral 54
   - 3.12 Vias vasculonervosas na região glútea 56
   - 3.13 Vias vasculonervosas da fossa poplítea 58
   - 3.14 Vias vasculonervosas nos compartimentos anterior e lateral da perna 60
   - 3.15 Vias vasculonervosas no compartimento posterior da perna 62
   - 3.16 Vias vasculonervosas do dorso do pé 64
   - 3.17 Vias vasculonervosas da planta do pé 66
   - 3.18 Plexo sacral 68

4. **Tórax e Órgãos Torácicos** 70
   - 4.1 Órgãos torácicos *in situ* 70
   - 4.2 Coração 72
   - 4.3 Espaços internos do coração 74
   - 4.4 Artérias coronárias 76
   - 4.5 Pulmões 78
   - 4.6 Mediastino, vista da direita 80
   - 4.7 Mediastino, vista da esquerda ... 82
   - 4.8 Mediastino posterior, vista anterior I 84
   - 4.9 Mediastino posterior, vista anterior II 86
   - 4.10 Diafragma, vista inferior 88

5. **Abdome e Órgãos do Abdome** 90
   - 5.1 Músculos do abdome 90
   - 5.2 Bainha do músculo reto do abdome 92
   - 5.3 Canal inguinal 94
   - 5.4 Hérnias inguinais 96
   - 5.5 Órgãos da parte superior do abdome *in situ* 98
   - 5.6 Fígado 100
   - 5.7 Anastomose portocava 102
   - 5.8 Estruturas retroperitoneais da parte superior do abdome 104
   - 5.9 Pâncreas 106
   - 5.10 Rins e glândulas suprarrenais ... 108

	5.11	Intestino e sua irrigação sanguínea. 110
	5.12	Vias vasculonervosas do espaço retroperitoneal. 112
	5.13	Plexo lombar 114
6.	**Pelve e Órgãos Pélvicos** **116**	
	6.1	Assoalho pélvico 116
	6.2	Vias vasculonervosas do assoalho pélvico na mulher 118
	6.3	Vias vasculonervosas do assoalho pélvico no homem. 120
	6.4	Corte sagital da pelve feminina. . . . 122
	6.5	Corte sagital da pelve masculina. . . 124
	6.6	Vias vasculonervosas da pelve. . . . 126
	6.7	Artérias do reto 128
	6.8	Veias do reto 130
	6.9	Útero e anexos e sua irrigação sanguínea. 132
	6.10	Útero e anexos. 134
7.	**Cabeça** **136**	
	7.1	Crânio. 136
	7.2	Vista interna da base do crânio . . . 138
	7.3	Vista externa da base do crânio . . . 140
	7.4	Músculos da expressão facial. 142
	7.5	Articulação temporomandibular e músculos da mastigação 144
	7.6	Região facial profunda 146
	7.7	Órbita e músculos extrínsecos do bulbo do olho 148
	7.8	Corte horizontal do bulbo do olho direito 150
	7.9	Meato acústico e orelha média . . . 152
	7.10	Artérias da cabeça. 154
	7.11	Veias da cabeça 156

8.	**Pescoço** **158**	
	8.1	Regiões do pescoço 158
	8.2	Plexo cervical. 160
	8.3	Trígono submandibular 162
	8.4	Trígono carótico 164
	8.5	Região profunda do pescoço 166
	8.6	Região profunda do pescoço e abertura superior do tórax. 168
	8.7	Esqueleto e musculatura da laringe 170
	8.8	Cavidade da laringe. 172
	8.9	Vias respiratórias superiores e vias digestórias superiores 174
9.	**Cérebro (Telencéfalo) e Medula Espinal** . . **176**	
	9.1	Cérebro (telencéfalo), vista lateral. 176
	9.2	Cérebro (telencéfalo), vista medial 178
	9.3	Cérebro (telencéfalo), vista basal 180
	9.4	Cerebelo e tronco encefálico 182
	9.5	Núcleos dos nervos cranianos 184
	9.6	Artérias do cérebro, vista basal 186
	9.7	Artérias do cérebro, vista medial. . . 188
	9.8	Veias do cérebro 190
	9.9	Espaços subaracnóideos internos 192
	9.10	Corte frontal do cérebro, I. 194
	9.11	Corte frontal do cérebro, II 196
	9.12	Corte frontal do cérebro, III. 198
	9.13	Corte frontal do cérebro, IV 200
	9.14	Corte horizontal do cérebro 202
	9.15	Canal espinal, medula espinal e nervos espinais. 204

Índice Alfabético **207**

1.1 Músculos superficiais (extrínsecos) do dorso

Os músculos do dorso consistem em dois grupos de origens diferentes:
- Os **músculos superficiais do dorso** originam-se predominantemente na inserção do membro superior. Durante o desenvolvimento, eles migram, **secundariamente**, para o dorso
- Os **músculos profundos do dorso (músculos próprios do dorso**, segundo a Terminologia Anatômica) originam-se localmente (são autóctones) de miótomos dorsais (ver Seção 1.2).

Músculos extrínsecos (superficiais). Essencialmente, esses músculos têm origem na coluna vertebral ou da cabeça e se inserem no membro superior. Uma distinção é feita entre os seguintes grupos musculares:
- **Grupo espinoescapular**
- **Grupo espinoumeral**
- **Grupo espinocostal**.

Grupo espinoescapular. Esse grupo inclui os músculos trapézio, romboides e levantador da escápula. Os romboides e o levantador da escápula tornam-se visíveis somente após a remoção do trapézio.

O **músculo trapézio (1a-d)** deriva da linha nucal superior, do ligamento nucal e dos processos espinhosos das vértebras torácicas. No centro de ambos os músculos (aproximadamente no nível da 7ª vértebra cervical – C VII), há uma **região tendínea em formato de diamante (1d)**. As fibras do músculo trapézio convergem lateralmente e se anexam à clavícula, ao acrômio e à espinha da escápula. Considerando a ampla origem e a convergência das fibras musculares em direção ao ponto de inserção, podem-se distinguir uma **parte descendente (1a)**, uma **parte horizontal (1b)** e um **parte ascendente (1c)**. O músculo trapézio puxa a escápula para baixo, para cima ou medialmente. Se a escápula estiver no ponto fixo, a parte descendente (**1a**) posicionará a cabeça no pescoço. O trapézio é suprido pelo nervo acessório (NC XI) e por ramos do plexo cervical.

Os **músculos romboides maior (2)** e **menor (3)** originam-se nos processos espinhosos das vértebras cervicais inferiores e torácicas superiores e seguem para a borda medial da escápula. Eles fixam a escápula no tronco e seguem superomedialmente.

O **músculo levantador da escápula (4)** começa nos processos transversais das quatro primeiras vértebras cervicais e segue para o ângulo superior da escápula. Ele levanta a escápula e, simultaneamente, realiza a sua rotação para que o ângulo inferior se aproxime da coluna vertebral. Os músculos romboides e o levantador da escápula são inervados pelo nervo dorsal da escápula a partir do plexo braquial. A rotação e o deslocamento da escápula pelos diversos músculos extrínsecos do dorso possibilitam maior mobilidade do membro superior.

Grupo espinoumeral. Esse grupo consiste apenas no amplo **músculo latíssimo do dorso (5)**. Ele deriva dos processos espinhosos das vértebras torácicas inferiores e de todas as vértebras lombares, bem como da **fáscia toracolombar (6)**. As fibras do latíssimo do dorso convergem em espiral e se inserem na crista do tubérculo menor do úmero. O latíssimo do dorso é invertido, aduzido e gira internamente na articulação do ombro; é suprido pelo nervo toracodorsal a partir do plexo braquial.

Grupo espinocostal. Esse grupo inclui os **músculos serrátil posterior inferior (7)** e **serrátil posterior superior** (não visível). O serrátil posterior superior eleva as costelas II a V e é inervado por ramos anteriores de C6 a C8. O serrátil posterior inferior rebaixa as costelas e é inervado por ramos anteriores de T12 a L2.

> **Notas**
>
> Os **músculos superficiais do dorso** se originam essencialmente na inserção do membro superior. Portanto, muitos músculos desse grupo também são supridos por nervos do plexo braquial, ou seja, de **ramos anteriores dos nervos espinais de C5 a T1**. O **trapézio** constitui exceção: é suprido pelo **nervo acessório**.

> **Clínica**
>
> Em caso de **paralisia dos músculos romboides**, o ângulo inferior da escápula se projeta do tronco (escápula alada).

1.1 Músculos superficiais (extrínsecos) do dorso

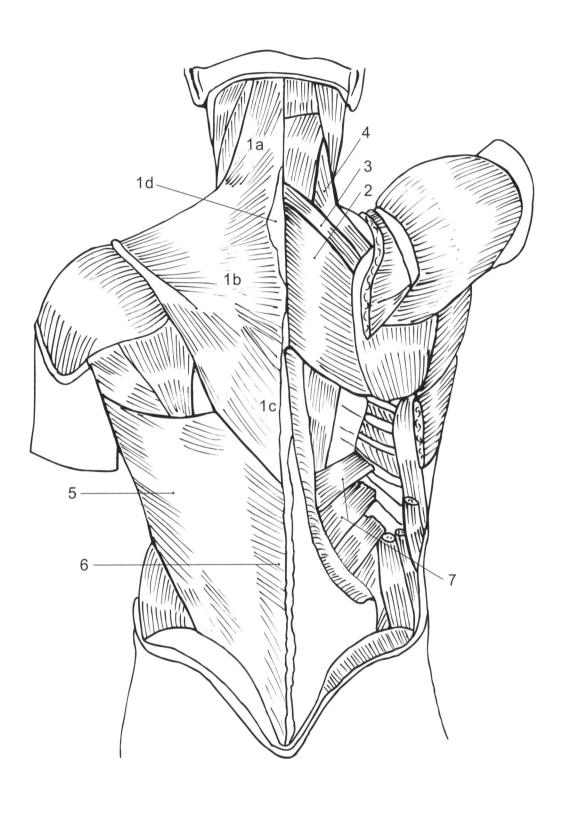

Figura 1.1

1.2 Músculos profundos do dorso

Os músculos profundos do dorso originam-se dos miótomos dorsais e, portanto, são supridos pelos ramos posteriores dos nervos espinais. O conjunto total dos músculos próprios do dorso, que consiste em numerosos músculos individuais, também é referido como **músculo eretor da espinha**. Eles formam duas faixas musculares laterais dos processos espinhosos das vértebras:
- A **coluna lateral** mais superficial
- A **coluna medial** profunda.

Coluna lateral. Os principais músculos dessa coluna são:
- Iliocostal (1)
- Longuíssimo (2a-c)
- Esplênios.

Em razão do seu trajeto, o **músculo iliocostal (1)** é considerado parte do sistema sacroespinal. Tem origem em diferentes níveis da asa do ílio, bem como das costelas inferiores e superiores, segue para cima e se anexa às costelas ou aos processos transversos das vértebras cervicais. Portanto, pode-se distinguir uma parte lombar do músculo iliocostal, uma parte torácica e o músculo iliocostal do pescoço. No lado direito da figura, as origens e inserções sobrepostas do **iliocostal (Ia e Ib)** são mostradas esquematicamente. A contração unilateral do músculo leva à inclinação lateral, enquanto a contração bilateral conduz à extensão da coluna vertebral.

Um pouco mais adiante na figura observa-se o **músculo longuíssimo (2a-c)**. Também é visto como parte do sistema sacroespinal e consiste em uma parte torácica, cervical e craniana. O **músculo longuíssimo do tórax (2a)** origina-se no sacro e se insere, em numerosos pontos, nos processos acessórios das vértebras lombares, nos processos transversos das vértebras torácicas e nas costelas. O **músculo longuíssimo do pescoço (2b)** origina-se nos processos transversais das vértebras torácicas e segue para os processos transversos das vértebras cervicais. O **músculo longuíssimo da cabeça (2c)** se estende dos processos transversos das vértebras torácicas inferiores e superiores até o processo mastoide do osso temporal. O local dos diferentes pontos de origem e pontos de inserção do **longuíssimo (IIa-c)** é mostrado esquematicamente no lado direito da imagem. A função do longuíssimo corresponde, em grande parte, à do iliocostal. O longuíssimo da cabeça também inclina a cabeça e a gira para o mesmo lado.

Os **músculos esplênios** pertencem ao sistema espinotransversal. Eles se estendem dos processos espinhosos até os processos transversos das vértebras localizadas cranialmente e até o occipúcio. Quando em contração unilateral, seu trajeto causa rotação da coluna vertebral ou da cabeça para o mesmo lado.

Coluna medial. Essa coluna está localizada no espaço entre os processos espinhosos e transversos das vértebras. Com base no trajeto dos músculos, podem-se diferenciar os sistemas **espinal** e **transversoespinal**:

No **sistema espinal**, é possível observar o **músculo espinal (3)**. Ele se encontra, principalmente, na região torácica e se estende de um processo espinhoso ao outro, pulando vários segmentos. O sistema espinal também inclui os **músculos interespinais**, que transpõem apenas um segmento. Por causa do seu trajeto, o sistema espinal causa, principalmente, extensão da coluna vertebral.

O **sistema transversoespinal** estende-se dos **processos transversos** (4) até os **processos espinhosos** (5) das vértebras localizadas mais cranialmente. Os **rotadores curtos** (6) e **longos** (7) são os músculos mais curtos desse grupo. Eles transpõem um ou dois segmentos. Ao **sistema transversoespinal** também pertencem os **músculos multífidos**, cujos feixes de fibras são evidentes, principalmente na região lombar, e transpõem três a cinco vértebras (não mostrado), assim como o **músculo semiespinal do tórax**, que pula quatro a seis segmentos e é dividido nas partes torácica, cervical e craniana. A figura mostra os **músculos semiespinais do tórax (8a)** e **da cabeça (8b)**. O sistema transversoespinal estende a coluna vertebral e a inclina lateralmente em uma ação unilateral. Além disso, na ação unilateral, a coluna e/ou a cabeça são viradas para o lado oposto.

Notas

Os **músculos próprios do dorso** originam-se de miótomos dorsais e são supridos por **ramos posteriores dos nervos espinais (C1 a S1)**.

1.2 Músculos profundos do dorso

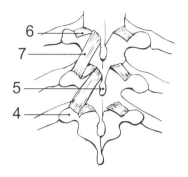

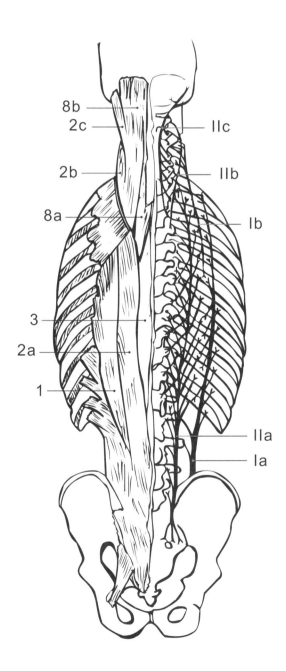

Figura 1.2

1.3 Músculos curtos do pescoço e trígono suboccipital

Músculos curtos do pescoço. Dissecando-se o trapézio da mesma maneira que os esplênios e semiespinais da cabeça na região do pescoço, é possível expor os músculos profundos do pescoço, que são próprios dessa região e abrangem as articulações atlantoaxial e atlanto-occipital. Na articulação atlantoaxial (entre o atlas e o áxis), podem ser realizados, entre outros, movimentos rotacionais da cabeça em torno de um eixo vertical (através do dente do áxis). Na articulação atlanto-occipital, entre os côndilos do osso occipital e as faces articulares superiores do atlas, a cabeça pode ser inclinada para o lado e se curvar. Os músculos profundos do pescoço incluem:

- **Reto posterior maior da cabeça (1)**
- **Reto posterior menor da cabeça (2)**
- **Oblíquo superior da cabeça (3)**
- **Oblíquo inferior da cabeça (4)**.

O **músculo reto posterior maior da cabeça (1)** tem origem no **processo espinhoso do áxis (5)** e sobe para a linha nucal inferior.

Parcialmente coberto por ele, o **músculo reto posterior menor da cabeça (2)** segue para cima a partir do **tubérculo posterior do atlas (6a)** e se insere, um pouco caudalmente à linha nucal inferior, no occipúcio. Na ação bilateral, ambos os músculos promovem flexão posterior da cabeça e, na ação unilateral, propiciam rotação para o mesmo lado.

O **músculo oblíquo superior da cabeça (3)** estende-se do **processo transverso do atlas (6b)**. Ele segue diagonalmente para cima e continua lateralmente do músculo reto posterior maior da cabeça à escama occipital. Resulta em extensão posterior na articulação atlanto-occipital e, no caso de ação unilateral, em inclinação lateral da cabeça.

O **músculo oblíquo inferior da cabeça (4)** conecta o **processo espinhoso do áxis (5)** ao **processo transverso do atlas (6b)**. A contração unilateral do músculo leva a rotação para o mesmo lado na articulação atlanto-axial.

Trígono suboccipital. Os músculos oblíquos superior (3) e inferior (4) da cabeça, bem como o reto posterior maior da cabeça (1), delimitam o trígono suboccipital. A **artéria vertebral (7)** segue no fundo do trígono, lateral para medialmente, no **arco do atlas (6c)** até o forame magno do osso occipital. O **nervo suboccipital (8)** é o nervo mais importante do trígono suboccipital. Ele representa o ramo posterior do nervo espinal C1 e supre os músculos curtos do pescoço. O nervo suboccipital não tem ramo cutâneo, o que significa que a pele no occipúcio é inervada pelo ramo cutâneo dos ramos posteriores do nervo espinal C2. O **nervo occipital maior (9)** é o nervo correspondente, que penetra os músculos curtos do pescoço e o músculo semiespinal da cabeça e, por fim, chega à superfície no ponto de inserção do trapézio. O próximo nervo caudal é o **occipital terceiro (10)**, que emerge do ramo posterior do terceiro nervo cervical.

Notas

O **trígono suboccipital** é delimitado pelos músculos reto posterior maior da cabeça, oblíquo superior da cabeça e oblíquo inferior da cabeça. Nesse trígono são encontrados a **artéria vertebral** e o **nervo suboccipital**. Os nervos suboccipital, occipital maior e occipital terceiro originam-se nos **ramos posteriores dos três primeiros nervos cervicais**. Por outro lado, o occipital menor, que também corre no occipúcio, tem origem no plexo cervical e, portanto, de **ramos anteriores (C2)** dos nervos cervicais.

1.3 Músculos curtos do pescoço e trígono suboccipital

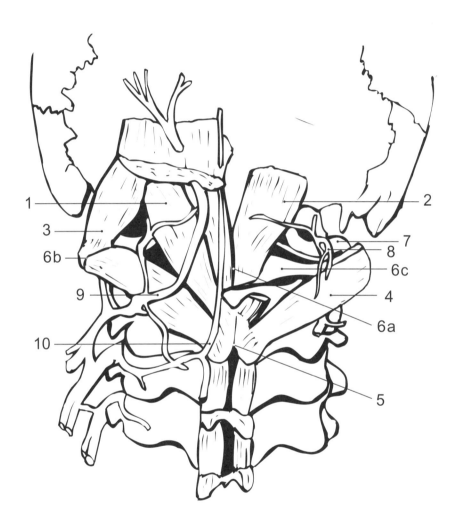

Figura 1.3

2.1 Articulação do ombro

Estrutura. A articulação do ombro é uma articulação esferoidal com extraordinária amplitude de movimento.

A **cavidade glenoidal (1)** da **escápula (2)** forma a órbita articular óssea, que é ampliada por um anel de cartilagem fibrosa, o **lábio glenoidal (3)**. Apenas cerca de um terço da **cabeça do úmero (4)** é composto do lábio glenoidal.

O teto da articulação do ombro é formado pelo **acrômio (5)** e pelo **Lig. coracoacromial (7)**, que se estende entre ele e o **processo coracoide da escápula (6)**. Essas estruturas suportam o úmero como um pilar na marcha quadrúpede. No entanto, elas também dificultam a mobilidade do úmero e, portanto, devem ser afastadas, por exemplo, durante a elevação do braço, movendo a escápula com ele. Como a cabeça do úmero se movimenta contra o acrômio e o ligamento coracoacromial, nesse ponto de compressão e fricção encontra-se a **bolsa subacromial (8)**.

A **cápsula articular (9)** da articulação do ombro é frouxa e poderia acomodar a cabeça do úmero duas vezes. No braço mostrado, há o **recesso axilar (10)**. O **ligamento coracoumeral (11)**, que se estende do processo coracoide da escápula até o tubérculo maior do úmero, é o único que dá suporte à cápsula.

A pequena órbita articular, a cápsula articular frouxa e a fixação pouco pronunciada por ligamentos exigem orientação muscular da articulação do ombro pelo **manguito rotador** (ver Seção 2.2).

O **tendão da cabeça longa do músculo bíceps braquial (12)** passa pela cápsula articular da articulação do ombro e se insere – em parte através do **lábio glenoidal (3)** – no tubérculo supraglenoidal. A cabeça longa do **músculo tríceps braquial (13)** se anexa à parte externa da cápsula articular do ombro no tubérculo infraglenoidal.

Notas

A articulação do ombro é uma **articulação esferoidal** em que a cabeça do úmero e a cavidade glenoidal da escápula se articulam. É fixada pelos músculos do manguito rotador.

Clínica

A morfologia da articulação do ombro e sua fixação muscular dão ao braço uma grande amplitude de movimento como órgão preensor.

No entanto, isso aumenta o risco de **luxação da articulação do ombro**, que pode ser causada por traumatismo ou habitualmente durante os movimentos na articulação do ombro. As **luxações habituais** resultam frequentemente de lesões no lábio glenoidal. A luxação mais comum da articulação do ombro é a **luxação subcoracóidea**, na qual a cabeça do úmero é deslocada para uma posição abaixo do processo coracoide.

A longa imobilização da articulação do ombro leva à contração da cápsula articular e, posteriormente, à limitação da mobilidade.

2.1 Articulação do ombro

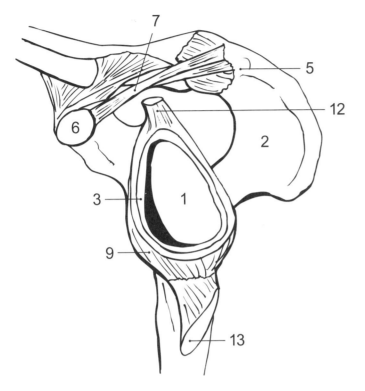

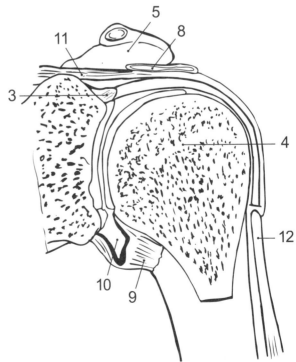

Figura 2.1

2.2 Músculos do ombro

Manguito rotador. A articulação do ombro é fixada pelos tendões dos músculos rotadores (supraespinal, infraespinal, subescapular e redondo menor). Eles seguem cranial, anterior e posteriormente à cápsula articular, parcialmente fundindo-se com ela, e assim fixam a cabeça do úmero na órbita articular. Caudalmente, apenas uma parte fraca da cápsula articular permanece livre.

- **Músculo infraespinal**
  O **músculo infraespinal (1)** tem origem na fossa infraespinal da escápula. Seu tendão segue posteriormente ao redor da cabeça do úmero para o tubérculo maior do úmero. É suprido pelo nervo supraescapular e gira o braço para fora.

- **Músculo redondo maior**
  O **músculo redondo maior (2)** origina-se do ângulo inferior da escápula. Em seguida, segue, com o **músculo latíssimo do dorso (3)**, para a crista do tubérculo menor. O músculo redondo maior gira internamente na articulação do ombro. Como o latíssimo do dorso, ele é suprido pelo nervo toracodorsal.

- **Músculo redondo menor**
  O **músculo redondo menor (4)** origina-se da margem lateral da escápula, segue posteriormente em torno da cabeça do úmero e se insere no tubérculo maior. Gira o braço para fora e é suprido pelo nervo axilar.

- **Músculo supraespinal**
  O **músculo supraespinal (5)** tem origem na fossa supraespinal da escápula. Seu tendão segue entre o acrômio e a cabeça do úmero para o tubérculo maior do úmero. Entre o tendão e o acrômio está a bolsa subacromial (ver Seção 2.1), que evita o atrito do tendão durante os movimentos. O músculo supraespinal é suprido pelo nervo supraescapular. Ele abduz o braço e também tem um leve componente de rotação externa quando de sua adução.

- **Músculo subescapular**
  O **músculo subescapular (6)** origina-se da fossa subescapular e segue anteriormente da cabeça do úmero ao tubérculo menor. É suprido pelo nervo subescapular e gira o braço para dentro.

- **Músculo deltoide**
  O **músculo deltoide (7)** tem origem na **clavícula (8)**, no acrômio e na **espinha da escápula (9)**. Ele cobre a cavidade do ombro e se insere no **úmero (10)** na tuberosidade deltóidea. É suprido pelo nervo axilar e abduz ou eleva o braço.

Axilas. Os **músculos redondo maior (2)** e **redondo menor (4)**, junto com o **úmero (10)**, delineiam um triângulo, pelo qual a cabeça longa do **tríceps braquial (11)** segue em direção ao tubérculo infraglenoidal (ver Seção 2.1). Isso resulta em um espaço axilar triangular **medial (12)** e um espaço axilar quadrangular **lateral (13)**. No espaço medial estão a artéria e a veia circunflexas da escápula, e no espaço lateral, o nervo axilar e a artéria e a veia circunflexas posteriores do úmero.

Clínica

A dor e as limitações de movimento associadas a alterações degenerativas na área da bolsa subacromial e nos tendões do manguito rotador (especialmente do músculo supraespinal) são chamadas de **periartropatia umeroescapular**.

2.2 Músculos do ombro

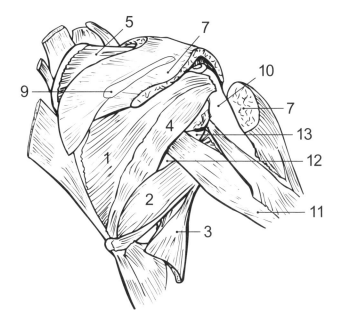

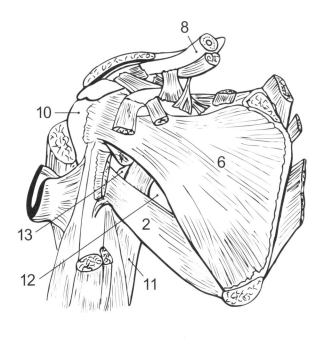

Figura 2.2

2.3 Músculos do braço

Os músculos do braço são divididos em:
- Extensores
- Flexores.

Extensores

- **Músculo tríceps braquial**
  O **tríceps braquial (1a-c)** é um músculo com três cabeças. Sua **cabeça longa (1a)** origina-se no tubérculo infraglenoidal da escápula, segue para o braço entre o M. redondo maior e o M. redondo menor e, portanto, forma uma parte do limite das axilas. A cabeça longa se insere, assim como os tendões terminais das outras duas cabeças, no **olécrano (2)**. Graças à sua origem na escápula, a cabeça longa também atua na articulação do ombro, na qual ela é ligeiramente retrovertida. A **cabeça medial (1b)** origina-se do lado posterior do úmero, distalmente ao sulco do nervo radial, e do septo intermuscular medial. A **cabeça lateral (1c)** origina-se proximalmente ao sulco do nervo radial até o tubérculo maior. As três cabeças do M. tríceps braquial são supridas pelo nervo radial.

- **Músculo ancôneo**
  O músculo ancôneo (não visível) estende-se do epicôndilo lateral do úmero até o olécrano e a parte proximal da ulna. Ele representa uma divisão da cabeça medial do tríceps braquial e é suprido pelo nervo radial.

Flexores

- **Músculo bíceps braquial**
  A cabeça longa do **bíceps braquial (3a)** tem origem no tubérculo supraglenoidal da escápula. Seu tendão passa pela articulação do ombro (ver Seção 2.1) e a deixa através do sulco intertubercular. A **cabeça curta do bíceps braquial (3b)** origina-se no processo coracoide da escápula. Ambas as cabeças se unem, e o seu **tendão principal (3c)** se insere na tuberosidade do rádio. O tendão secundário superficial irradia para a fáscia do antebraço como **aponeurose do músculo bíceps braquial (3d)**. Ambas as cabeças se flexionam na articulação do cotovelo e supinam o antebraço. A cabeça longa realiza a abdução e a rotação interna, enquanto a cabeça curta realiza a adução e a rotação interna na articulação do ombro. O bíceps braquial é inervado pelo nervo musculocutâneo.

- **Músculo braquial**
  O **músculo braquial (4)** origina-se na superfície anterior do úmero e se insere na tuberosidade da ulna. Ele se flexiona na articulação umeroulnar e é suprido pelo nervo musculocutâneo.

- **Músculo coracobraquial**
  Assim como a cabeça curta do bíceps braquial, o **músculo coracobraquial (5)** tem origem no processo coracoide da escápula e se insere na parte medial do úmero distalmente à crista do tubérculo menor. Atua na articulação do ombro, na qual facilmente realiza a anteversão e a adução. Ele é trespassado e também suprido pelo nervo musculocutâneo.

Notas

Inervação dos músculos do braço
Flexores → Nervo musculocutâneo
Extensores → Nervo radial

Clínica

Em exame neurológico de um paciente, **reflexos monossinápticos** podem ser estimulados nos tendões dos músculos bíceps braquial e tríceps braquial com golpes de um martelo específico. Como resultado, os segmentos da medula espinal C5 e C6 são testados pelo reflexo tendinoso bicipital, e os segmentos da medula espinal C6 e C7, pelo reflexo tendinoso tricipital.

2.3 Músculos do braço

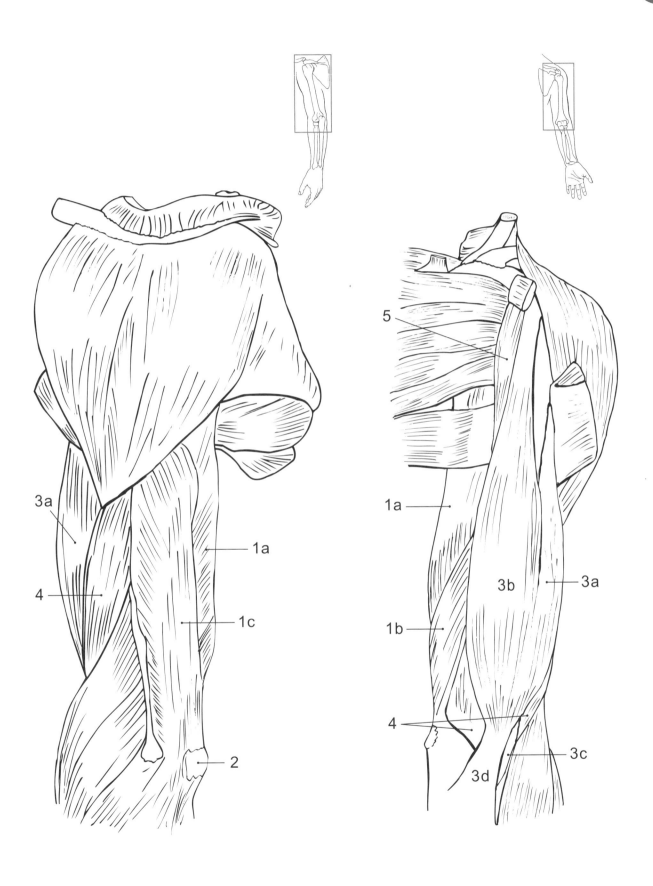

Figura 2.3

2.4 Músculos do antebraço

Os músculos do antebraço podem ser divididos em três grupos:
- **Grupo radial** (músculos extensores)
- **Grupo dorsal** (camadas superficial e profunda)
- **Grupo volar** (camadas superficial, média e profunda).

Apenas os músculos mostrados nas ilustrações serão discutidos.

Grupo radial. Os músculos do grupo radial originam-se mais proximalmente no úmero.

Um exemplo desse grupo muscular é o **músculo extensor radial longo do carpo (1)**. Ele se origina discretamente abaixo da crista supracondilar lateral do úmero e do septo intermuscular lateral e se insere no osso metacarpal II.

O **músculo extensor radial curto do carpo (2)** parte do epicôndilo lateral do úmero, segue com o extensor radial longo do carpo através da 2ª camada do tendão (ver Seção 2.6) e se insere no osso metacarpal III. Como o extensor radial longo do carpo dorsal, ele se estende na articulação do punho.

O **músculo braquiorradial (não visível)** também pertence a esse grupo muscular.

O grupo radial é suprido pelo nervo radial.

Grupo dorsal. O grupo dorsal origina-se no epicôndilo lateral do úmero. Um exemplo dos músculos superficiais desse grupo é o **músculo extensor ulnar do carpo (3)**. Ele segue através da 6ª camada do tendão e se insere no osso metacarpal V. A partir da camada profunda desse grupo muscular, é possível observar o **músculo supinador (4)**. Ele se origina na superfície posterior da **ulna (5)** e envolve, em um trajeto helicoidal, a extremidade proximal do **rádio (6)**. O supinador e o bíceps braquial são os supinadores mais importantes do antebraço. Os músculos do grupo dorsal são supridos pelo nervo radial.

Grupo volar. O grupo volar localiza-se predominantemente na parte ulnar do antebraço.

A partir da camada superficial, pode-se reconhecer o **músculo pronador redondo (7)**. Ele tem origem, com duas cabeças, no epicôndilo medial do úmero e no processo coronoide da ulna. O músculo então segue distal e radialmente e se insere distalmente ao músculo supinador no rádio. O músculo pronador redondo é trespassado e também suprido pelo nervo mediano. Ele realiza a pronação do antebraço e a flexão na articulação do cotovelo.

Outro músculo (visível) da camada superficial é o **palmar longo (8)**, que se origina no epicôndilo medial do úmero e segue, como o único músculo do grupo volar, pelo retináculo dos flexores. Irradia-se para a **aponeurose palmar (9)** e flexiona na articulação proximal do punho e na articulação do cotovelo.

A camada superficial do epicôndilo medial também inclui o **músculo flexor ulnar do carpo (10)**, que se origina no terço proximal da ulna e se insere, através do **osso pisiforme (11)**, como o osso sesamoide, nos ossos metacarpais IV e V. O **flexor radial do carpo (12)** parte do epicôndilo medial do úmero e da fáscia antebraquial, atravessa o túnel do carpo e se anexa aos ossos metacarpais II e III.

> **Notas**
>
> Os **músculos do grupo volar** são supridos pelo **nervo mediano**. As exceções são o flexor ulnar do carpo e as duas cabeças ulnares do flexor profundo dos dedos, que são supridos pelo nervo ulnar.

2.4 Músculos do antebraço

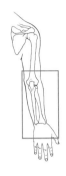
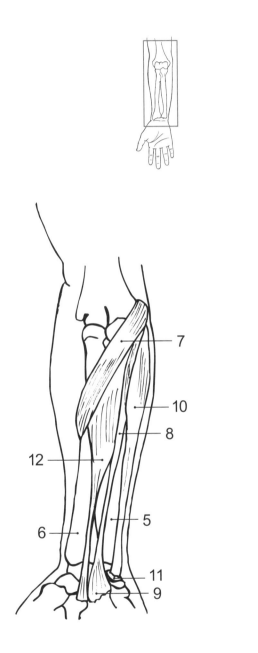
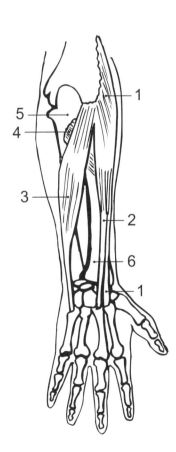

Figura 2.4

15

2.5 Articulação do cotovelo

Estrutura. O cotovelo é uma articulação composta de três articulações parciais. Aqui, a parte distal do **úmero (1)** se articula com as partes proximais do **rádio (2)** e da **ulna (3)**:

- **Articulação umeroulnar**
  Na articulação umeroulnar, a **tróclea do úmero (1a)** se articula com a **incisura troclear (3a)** da ulna. Com isso, por um lado o **olécrano (3b)** e por outro o **processo coronoide (3c)** bloqueiam a extensão em torno do tróclea do úmero, de modo que essa parte da articulação tem uma formação óssea e suporte pronunciados. A articulação umeroulnar é um **gínglimo** que possibilita a flexão e a extensão do antebraço.

- **Articulação radioulnar**
  Esse movimento também ocorre na articulação radioulnar. Aqui, a **cabeça do úmero (1b)** está conectada à **fóvea articular (2a)** da **cabeça do rádio (2b)**. Morfologicamente, essa é uma articulação esferoidal. No entanto, uma vez que o rádio e a ulna estão firmemente conectados entre si pela membrana interóssea, apenas um movimento de flexão e extensão do antebraço também pode ser realizado.

- **Articulação radioulnar proximal**
  A terceira parte da articulação do cotovelo está localizada entre a **circunferência articular (2c)** da cabeça do rádio e a **incisura radial (3d)** da ulna. Esta última forma a pequena órbita articular óssea, que, por meio do **ligamento anular do rádio (4)**, forma um anel. Essa articulação parcial é uma **articulação rotadora** chamada de articulação radioulnar proximal. Ao girar o rádio ao redor da ulna, nessa articulação (em interação com a articulação radioulnar distal), a mão pode ser pronada ou supinada.

Ligamentos. Todas as superfícies articulares dos três ossos envolvidos na articulação do cotovelo, bem como a **fossa coronóidea (1c)**, são cobertas por uma **cápsula articular (5)**. A articulação do cotovelo também tem conexões ligamentares: o **ligamento colateral ulnar (6)** segue do **epicôndilo medial (1d)** do úmero para a ulna, e o **ligamento colateral radial (7)**, do **epicôndilo lateral (1e)**, do úmero para o ligamento anular do rádio.

Na figura à direita, ainda é possível ver o tendão do **bíceps braquial (8)** fixado às **tuberosidades do rádio (2d)**. O bíceps braquial é um supinador importante que possibilita o movimento do rádio nas articulações radioulnares.

Clínica

Devido à forte orientação óssea, as luxações na articulação do cotovelo são raras. No máximo, um forte e repentino puxão no antebraço pode deslocar a cabeça do rádio do ligamento anular do rádio (**"pronação dolorosa"**).

Mais frequentemente, alterações inflamatórias dolorosas são observadas ao redor da articulação do cotovelo na área onde os músculos do antebraço se inserem nos epicôndilos medial e lateral do úmero. Elas são muitas vezes causadas pela sobrecarga durante atividades esportivas ou ocupacionais (p. ex., **"cotovelo de tenista"**).

2.5 Articulação do cotovelo

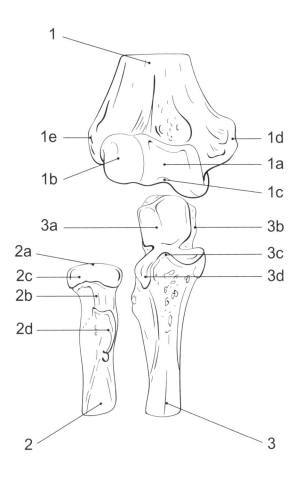
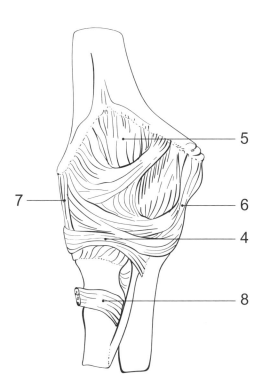

Figura 2.5

2.6 Articulações da mão

As articulações da mão distinguem-se em:
- Articulação **proximal**
- Articulação **distal**.

Articulação proximal da mão (articulação radiocarpal). O **rádio (1)** e a fileira proximal dos ossos do carpo formam a articulação proximal da mão.
Os ossos do articulação proximal da mão são:
- **Osso escafoide (2)**
- **Osso semilunar (3)**
- **Osso piramidal (4)**
- **Osso pisiforme (5)**.

Os três primeiros formam um côndilo elíptico comum, que se articula, via disco articular, com o rádio. O **osso pisiforme (5)** não faz parte da articulação proximal da mão, mas é conectado ao osso sesamoide no tendão de fixação do músculo flexor ulnar do carpo. A articulação proximal da mão é uma articulação elipsoide, porque a mão consegue realizar flexão dorsal e flexão palmar, com desvio ulnar ou radial.

Articulação distal da mão (articulação mediocarpal). Entre as fileiras proximal e distal dos ossos do carpo está a articulação distal do carpo; entre a linha distal dos ossos do pulso e os ossos metacarpais, as articulações carpometacarpais. A fileira distal dos ossos carpais é formada por:
- **Osso trapézio (6)**
- **Osso trapezoide (7)**
- **Osso capitato (8)**
- **Osso hamato (9)**.

Entre os ossos distais do carpo e os ossos metacarpais II a IV, há ligamentos muito justos, que permitem apenas pequenos movimentos. Uma exceção é a conexão flexível do osso metacarpal V e do **osso hamato (9)**, que tem maior mobilidade e, portanto, possibilita a oposição do dedo mínimo.
O **osso trapézio (6)** forma uma articulação selar com o **osso metacarpal I (10)**, na qual é possível a oposição, a abdução e a adução do polegar.

Clínica

Nas **fraturas nos ossos do carpo**, após queda sobre a mão em posição radial e abduzida, o osso escafoide muitas vezes é afetado. Os sinais clínicos são dor à compressão do 2º dedo e à compressão da tabaqueira anatômica. Como o osso escafoide está envolvido em praticamente todos os movimentos da mão, uma fratura exige imobilização prolongada.

2.6 Articulações da mão

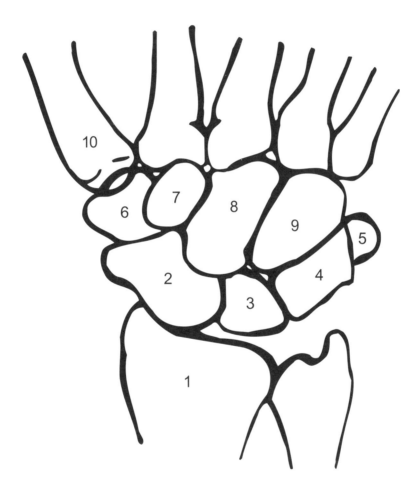

Figura 2.6

2.7 Região dorsal do carpo e da mão

Na região dorsal do carpo, as fáscias antebraquial e dorsal da mão se encontram e se reforçam junto ao **retináculo dos músculos extensores (1)**, que segue transversalmente. Sob o retináculo extensor, os músculos dos grupos dorsal e radial do antebraço, envolvidos por bainhas tendinosas sinoviais, atravessam seis compartimentos tendíneos até a mão.

Compartimentos tendíneos

- **Primeiro compartimento tendíneo**: os **músculos abdutor longo do polegar (2)** e **extensor curto do polegar (3)** atravessam o primeiro compartimento tendíneo. Ambos se originam do terço médio da ulna, da membrana interóssea e do rádio. O abdutor longo do polegar começa na base do osso metacarpal I, e o extensor curto do polegar, na falange proximal do polegar. Ambos abduzem o polegar e são supridos pelo nervo radial
- **Segundo compartimento tendíneo**: os **músculos extensor radial longo do carpo (4)** e **extensor radial curto do carpo (5)** atravessam o segundo compartimento tendíneo. O extensor radial longo do carpo se origina da face radial do úmero e se insere no osso metacarpal II. O extensor radial curto do carpo começa no epicôndilo lateral e se insere no osso metacarpal III. Ambos os músculos são supridos pelo nervo radial. Eles realizam flexão dorsal da mão. O extensor radial longo do carpo também possibilita a abdução radial da articulação do carpo
- **Terceiro compartimento tendíneo**: o **músculo extensor longo do polegar (6)** atravessa o terceiro compartimento tendíneo. Ele se origina no terço médio da ulna e na membrana interóssea e se anexa à falange distal do polegar; é suprido pelo nervo radial. O músculo extensor longo do polegar estende as falanges proximal e distal e aduz o polegar
- **Quarto compartimento tendíneo**: os **músculos extensor dos dedos (7)** e **extensor do indicador (8)** atravessam o quarto compartimento tendíneo. O extensor dos dedos parte do epicôndilo lateral do úmero e irradia para as **aponeuroses dorsais (9)** dos dedos II a V. O extensor do indicador origina-se na ulna e irradia para a aponeurose dorsal do dedo indicador. Os dois músculos se estendem na articulação do carpo e nas articulações dos dedos correspondentes; são supridos pelo nervo radial
- **Quinto compartimento tendíneo**: o **músculo extensor do dedo mínimo (10)** atravessa o quinto compartimento tendíneo. Ele se origina, através de um tendão, no epicôndilo lateral, irradia para a aponeurose dorsal do dedo mínimo e se estende para as suas articulações. É suprido pelo nervo radial
- **Sexto compartimento tendíneo**: o **músculo extensor ulnar do carpo (11)** atravessa o sexto compartimento tendíneo. Origina-se no epicôndilo lateral e na face dorsal da ulna e se insere no osso metacarpal V. Possibilita a abdução ulnar e a flexão dorsal (extensão) na articulação do carpo; também é suprido pelo nervo radial.

Músculos interósseos dorsais. Quatro **músculos interósseos dorsais (12)** se estendem pelos ossos metacarpais. Eles possibilitam o afastamento dos dedos das mãos, a flexão na articulação metacarpofalângica e a extensão da articulação interfalângica. São supridos pelo nervo ulnar.

Notas

Compartimento tendíneo	Músculo
Primeiro	Abdutor longo do polegar Extensor curto do polegar
Segundo	Extensor radial longo do carpo Extensor radial curto do carpo
Terceiro	Extensor longo do polegar
Quarto	Extensor dos dedos Extensor do indicador
Quinto	Extensor do dedo mínimo
Sexto	Extensor ulnar do carpo

2.7 Região dorsal do carpo e da mão

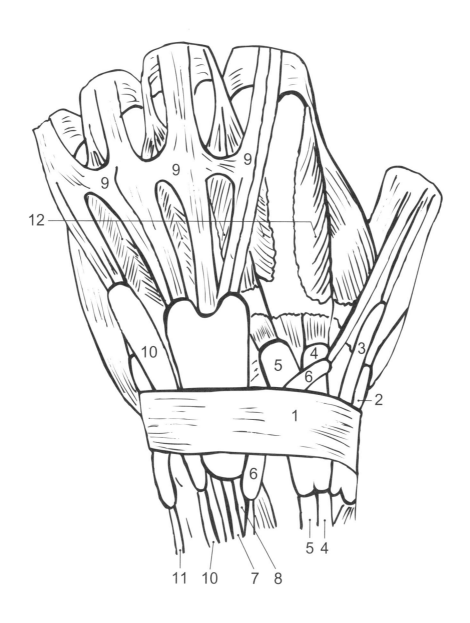

Figura 2.7

2.8 Face anterior do antebraço distal e da mão

O grupo anterior dos músculos do antebraço é formado na:
- **Camada superficial**, pelos músculos pronador redondo, flexor radial do carpo, palmar longo e flexor ulnar do carpo (ver Seção 2.4)
- **Camada média**, pelo músculo flexor superficial dos dedos
- **Camada profunda**, pelos músculos flexor profundo dos dedos, flexor longo do polegar e pronador quadrado.

Músculo pronador quadrado. Na face anterior do antebraço distal, encontra-se o **músculo pronador quadrado (1)**, na membrana interóssea. Ele segue da **ulna (2)** para o **rádio (3)** e realiza a pronação do antebraço. É suprido pelo nervo interósseo oriundo do nervo mediano.

Túnel do carpo. Entre os ossos do carpo e o **retináculo dos músculos flexores (4**, aberto aqui) está o túnel do carpo. Ele serve, para os tendões dos músculos flexores do antebraço, como ponto de passagem para a mão:
- O **músculo flexor radial do carpo (5)** segue mais radialmente através do túnel do carpo. Sai do epicôndilo medial e da fáscia do antebraço e se insere na base do osso metacarpal II. Realiza a flexão palmar na articulação do carpo e é suprido pelo nervo mediano
- O **músculo flexor longo do polegar (6)** origina-se na superfície palmar do rádio e da membrana interóssea e segue para a falange final do polegar. Flexiona, sobretudo, a ponta do polegar e a ajuda a se contrapor. Ele é suprido pelo nervo mediano
- No meio do túnel do carpo, é possível ver os quatro tendões do **músculo flexor profundo dos dedos (7)**. Este provém da frente da ulna, da membrana interóssea e da fáscia do antebraço e se insere nas falanges terminais dos dedos II a V. Seus tendões trespassam os tendões bifurcados do **músculo flexor superficial dos dedos (8)**, que se insere nas falanges médias. O restante dos seus tendões e o músculo flexor superficial dos dedos foram removidos na figura. O flexor profundo dos dedos flexiona todas as articulações da mão e dos dedos II a V. Suas duas cabeças radiais são supridas pelo nervo mediano, e as cabeças ulnares, pelo nervo ulnar
- O **músculo flexor superficial dos dedos (8)** origina-se do epicôndilo medial e do processo coronoide da ulna e segue mais superficialmente no antebraço do que o músculo flexor profundo dos dedos. É suprido pelo nervo mediano e flexiona na articulação do carpo e nas articulações média e metacarpofalângicas dos dedos II a V

- O **músculo flexor ulnar do carpo (9)** origina-se no epicôndilo medial do úmero e da ulna. Ele usa o **osso pisiforme (10)** como um osso sesamoide e, em seguida, se anexa à base do osso metacarpal V. É suprido pelo nervo ulnar.

Músculos da iminência tenar (músculos tenares). O **músculo abdutor curto do polegar (11)**, a cabeça superficial do **músculo flexor curto do polegar (12)** e o **músculo oponente do polegar (13)** derivam do retináculo dos músculos flexores. Eles se inserem no osso sesamoide na cápsula da articulação da base do polegar e na borda radial do osso metacarpal I. Abduzem ou contrapõem o polegar ou flexionam-no na articulação metacarpofalângica. Os músculos mencionados são inervados pelo nervo mediano. A cabeça profunda do flexor curto do polegar tem origem no osso trapézio e no osso capitato. O **músculo adutor do polegar (14)** emerge, com a sua cabeça oblíqua, das bases dos ossos metacarpais II a IV e, com a sua cabeça transversa, da face palmar do osso metacarpal III. O músculo adutor do polegar e a cabeça profunda do músculo flexor curto do polegar são inervados pelos ramos profundos do nervo ulnar.

Músculos da iminência hipotenar (músculos hipotenares). A eminência hipotenar é formada pelos **músculos flexor do dedo mínimo (15), oponente do dedo mínimo (16)** e **abdutor do dedo mínimo (17)**. Eles se originam do retináculo dos músculos flexores do osso pisiforme e são supridos pelo nervo ulnar.

Músculos da palma da mão. Os músculos da palma da mão incluem:
- **Lumbricais (18)**
- **Interósseos dorsais** (ver Seção 2.7)
- **Interósseos palmares** (ver Seção 2.9)

Os **lumbricais (18)** originam-se dos tendões do músculo flexor profundo dos dedos e irradiam para as aponeuroses dorsais dos dedos II a V. Eles estendem os tendões terminais e flexionam as articulações interfalangianas e metacarpofalângicas. Ambos os músculos lumbricais radiais são supridos pelo nervo mediano, e os lumbricais ulnares, pelo nervo ulnar.

2.8 Face anterior do antebraço distal e da mão

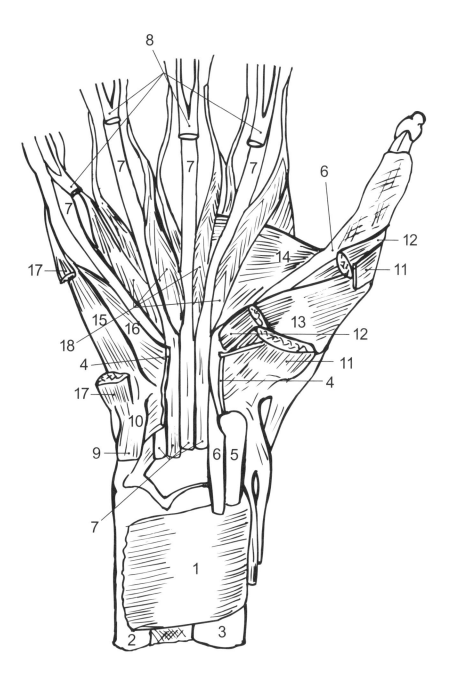

Figura 2.8

2.9 Músculos curtos da mão

Os músculos da mão, com a sua inserção e origem na região da mão, podem ser diferenciados em:
- **Músculos da eminência tenar**
- **Músculos da palma da mão**
- **Músculos da eminência hipotenar**.

Músculos da eminência tenar (músculos tenares; ver Seção 2.8). Após a remoção do **músculo abdutor curto do polegar (1)**, observa-se o **músculo oponente do polegar (2)**. A cabeça profunda do **músculo flexor curto do polegar (3)**, bem como a **cabeça transversa (4a) e a cabeça oblíqua (4b)** do adutor do polegar, foi retirada.

Músculos da palma da mão. Os três **músculos interósseos palmares (5)** originam-se na face ulnar do osso metacarpal II e na face radial dos ossos metacarpais III e IV. Eles se inserem nas falanges proximais e nas aponeuroses dorsais dos dedos II, IV e V, flexionam-se nas articulações dos dedos e se estendem nas articulações interfalângicas. Além disso, eles aduzem os dedos, movendo-os em direção ao dedo anular.
Os **músculos lumbricais (6)** originam-se dos tendões do flexor profundo dos dedos e irradiam para as aponeuroses dorsais dos dedos II a V. Eles estendem os tendões terminais e flexionam as articulações interfalângicas e metacarpofalângicas. Ambos os lumbricais radiais são supridos pelo nervo mediano, e os dois lumbricais ulnares, pelo nervo ulnar.

Músculos da eminência hipotenar (músculos hipotenares; ver Seção 2.8). Após o seccionamento do **músculo abdutor do dedo mínimo (7)**, observam-se os **músculos flexor curto do dedo mínimo (8) e oponente do dedo mínimo (9)**.

Clínica

A **lesão do nervo nervo ulnar** é a segunda lesão nervosa periférica mais comum. Pode ser desencadeada por traumatismo ou lesão por compressão crônica (p. ex., no sulco do nervo ulnar no olécrano). Além dos distúrbios de sensibilidade na mão (ver Seção 2.12), ocorre disfunção dos músculos interósseos e da eminência hipotenar, que se manifesta como **mão em garra**.

2.9 Músculos curtos da mão

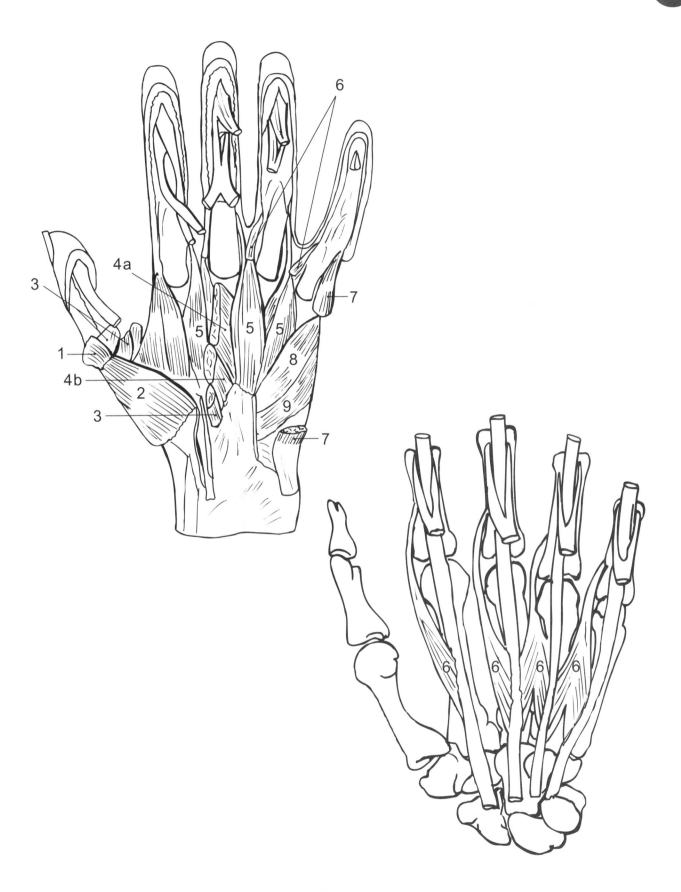

Figura 2.9

2.10 Plexo braquial

O plexo braquial é composto dos ramos anteriores dos nervos espinais C5 a T1. Para orientação, os corpos de CV a T I estão marcados na Figura 2.10. Na margem lateral do músculo escaleno anterior, são observados os seguintes:
- Ramos anteriores de C5 e C6 para o **tronco superior (1)**
- Ramos anteriores de C7 para o **tronco médio (2)**
- Ramos anteriores de C8 e T1 para o **tronco inferior (3)**.

Logo acima da clavícula, descem os nervos da parte supraclavicular do plexo braquial. Abaixo dela, os três fascículos do plexo braquial emergem dos três troncos: cada qual se divide em um ramo ventral e um ramo dorsal. Os ramos dorsais se unem para formar o **fascículo posterior (4)**. Os ramos ventrais do tronco superior e médio se unem para formar o **fascículo lateral (5)**, e o ramo ventral do tronco inferior forma o **fascículo medial (6)**. Os três fascículos seguem dorsal, lateral ou medialmente à artéria axilar (ver Seção 2.11).

Fascículo posterior. O fascículo posterior fornece o **nervo axilar (7)**, que segue para a abertura lateral da axila e supre os músculos deltoide e redondo menor. O **nervo radial (8)** também sai do fascículo posterior. Ele gira em volta do úmero no sulco do nervo radial, supre o tríceps braquial e chega ao cotovelo. Ali ele se divide em um ramo profundo e um ramo superficial. O ramo profundo penetra o músculo supinador e supre os grupos dorsal e radial dos músculos do antebraço. O ramo superficial segue paralelamente ao músculo braquiorradial na superfície e fornece inervação sensitiva à metade da face dorsal da mão e 2 ½ radiais dos dedos.

Fascículo lateral. O fascículo lateral fornece o **nervo musculocutâneo (9)**, que penetra o músculo coracobraquial e supre os músculos flexores no braço. Além disso, o fascículo lateral fornece a **raiz lateral (10a)** do **nervo mediano (10)**.

Fascículo medial. Sua **raiz medial (10b)**, com a raiz lateral do fascículo lateral, forma a **alça mediana (10c)** em torno da artéria axilar. O **nervo mediano (10)** segue no sulco bicipital medial até o cotovelo, penetra as duas cabeças do músculo pronador redondo e segue entre os músculos flexores superficiais e profundos do antebraço para o túnel do carpo. No antebraço ele supre a maioria dos músculos flexores e pronadores. Depois de atravessar o túnel do carpo, ele se divide em ramos para os músculos da eminência tenar e os lumbricais radiais, bem como em ramos cutâneos para os dedos 3 ½ radiais no lado palmar.

O **nervo ulnar (11)** também emerge do fascículo medial. Ele segue no sulco bicipital medial para o olécrano, através do sulco do nervo ulnar e, paralelamente, ao longo do antebraço, ao músculo flexor ulnar do carpo. Ali ele supre as duas cabeças ulnares do flexor profundo dos dedos e o flexor ulnar do carpo. Na articulação do carpo, ele se divide em um ramo profundo e um ramo superficial. Ambos seguem pelo retináculo dos flexores. O ramo superficial fornece inervação sensitiva para os dedos ulnares 1 ½ na face palmar e os dedos ulnares 2 ½ na face dorsal. O ramo profundo inerva os músculos da eminência hipotenar, bem como o adutor do polegar e a cabeça profunda do flexor curto do polegar da eminência tenar.

Outros ramos do fascículo medial são o **nervo cutâneo medial do braço (12)** e o **nervo cutâneo medial do antebraço (13)**.

Clínica

As **lesões proximais do nervo radial** (p. ex., em caso de fratura do corpo do úmero) resultam em **queda da mão** causada pela disfunção dos músculos extensores no antebraço. Em virtude da **lesão proximal no nervo mediano**, por exemplo, a maioria dos músculos flexores tem sua função comprometida no antebraço. Quando o paciente é solicitado a cerrar o punho, ele consegue apenas fazer a **mão em bênção**, uma vez que o 4º e o 5º dedos ainda podem ser flexionados pelas cabeças do flexor profundo dos dedos supridos pelo nervo ulnar. **Lesões no nervo ulnar**, com a disfunção dos músculos interósseos, causam a **mão em garra**.

2.10 Plexo braquial

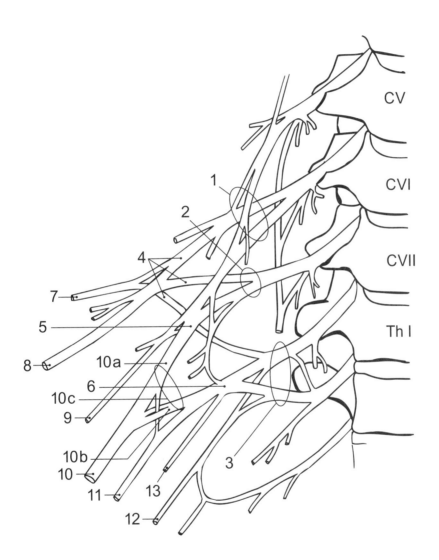

Figura 2.10

2.11 Vasos e nervos do braço

Na axila, os fascículos do plexo braquial podem ser observados ao redor da **artéria axilar (1)**:
- Posteriormente, o **fascículo posterior (2)**
- Medialmente, o **fascículo medial (3)**
- Lateralmente, o **fascículo lateral (4)**.

Fascículo posterior. O fascículo posterior fornece o **nervo axilar (5)**. Ele segue da axila para a abertura lateral da axila e inerva os músculos deltoide e redondo menor. Como outros ramos do fascículo posterior, o **nervo radial (6)** segue para o úmero. Ali ele penetra, com a **artéria braquial profunda (7)**, na parte profunda do braço e circunda o sulco do nervo radial ao redor da face dorsal do úmero, onde supre o tríceps braquial.

Fascículo lateral. O fascículo lateral fornece o **nervo musculocutâneo (8)**. Penetra o **músculo coracobraquial (9)** e o supre, bem como o **músculo braquial (10)** e o **músculo bíceps braquial (11)**. A raiz lateral do **nervo mediano (12)** emerge do fascículo lateral.

Fascículo medial. A segunda raiz do nervo mediano origina-se no fascículo medial, de modo que a **alça mediana (12a)** é formada em torno da artéria axilar. O nervo mediano segue no braço no sulco bicipital medial com a **artéria braquial (13)** e o nervo **ulnar (14)**, outro ramo do fascículo medial. O nervo ulnar segue, então, para o olécrano e corre até lá no sulco do nervo ulnar.

Clínica

O nervo axilar é lesionado por uma **fratura no colo cirúrgico do úmero**. Se o nervo estiver lesionado, os músculos e a sensibilidade na área da pele supridos por ele cairão no nível do ombro.
As **fraturas do corpo do úmero** colocam em risco o nervo radial no sulco do nervo radial. O quadro de paralisia inclui, entre outros sintomas, a **queda da mão**, que é causada pela disfunção dos músculos extensores no antebraço.

2.11 Vasos e nervos do braço

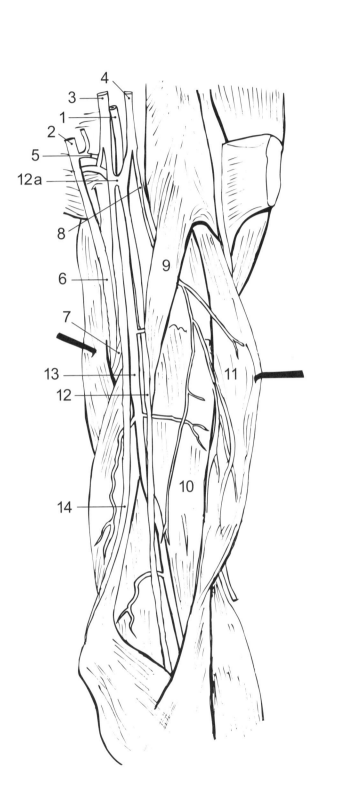

Figura 2.11

29

2.12 Vasos e nervos da mão

Vasos. Na parte distal do antebraço, é possível sentir o pulso da **artéria radial (1)** próximo do tendão do **músculo flexor radial do carpo (2)**. Mais distalmente, a artéria radial se localiza no dorso da mão na tabaqueira anatômica (não mostrada). A **artéria ulnar (3)** está localizada na parte distal do antebraço próximo do tendão do **músculo flexor ulnar do carpo (4)**.

A irrigação sanguínea da mão e dos dedos das mãos ocorre a partir do **arco palmar superficial (5)** e do arco palmar profundo (não mostrado).

O **arco palmar superficial (5)** é suprido por um grande fluxo da artéria artéria ulnar, que atravessa o **retináculo dos músculos flexores (6)** e, em seguida, em forma de arco, a palma da mão. A **artéria radial (1)** emite apenas um pequeno **ramo palmar superficial (1a)** para o arco superficial da palma da mão.

No arco palmar profundo (não mostrado), ocorre o contrário. A **artéria ulnar (3)** emite um pequeno **ramo palmar profundo (3a)**, que se anastomosa, nas bases dos ossos metacarpais II a IV, com grande influxo da artéria radial. Do arco palmar superficial, seguem as **artérias digitais palmares comuns (7)** para as articulações metacarpofalângicas. Então elas se dividem nas **artérias digitais palmares próprias (8)**.

Nervos. O **nervo mediano (9)** segue entre os tendões dos **músculos flexores superficiais e profundos dos dedos (10)** sob o **retináculo dos músculos flexores (6)** através do túnel do carpo. Na mão, fornece ramos curtos para os músculos da eminência tenar e ramifica-se nos **nervos digitais palmares comuns (11)** para os dedos radiais 3 ½. Estes estão divididos, na região das articulações metacarpofalângicas, nos **nervos digitais palmares próprios (12)**, que seguem ao longo das bordas radial e ulnar dos dedos. O **nervo ulnar (13)** está localizado na parte distal do antebraço, próximo da artéria ulnar. Ele atravessa o retináculo dos músculos flexores e se divide em um **ramo superficial (13a)** e um **ramo profundo (13b)**. O ramo superficial emite os nervos digitais palmares comuns para os dedos ulnares 1 ½. O ramo profundo penetra os músculos da eminência hipotenar e inerva-os, bem como partes dos músculos da eminência tenar (ver Seção 2.8).

Notas

Inervação sensitiva da mão

- N. mediano
- N. radial
- N. ulnar

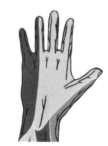 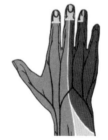

Vista palmar   Vista dorsal

Figura 2.12

Clínica

A **paresia do nervo mediano** é a lesão nervosa periférica mais comum. Especialmente em mulheres mais velhas, o nervo mediano na área do túnel do carpo pode ser comprimido por inflamação, traumatismo ou idiopaticamente (**síndrome do túnel do carpo**). Os sintomas incluem dor na mão, especialmente à noite; posteriormente também ocorrem distúrbios de sensibilidade na área suprida pelo nervo mediano, bem como disfunções e, por fim, atrofia dos músculos da eminência tenar.

2.12 Vasos e nervos da mão

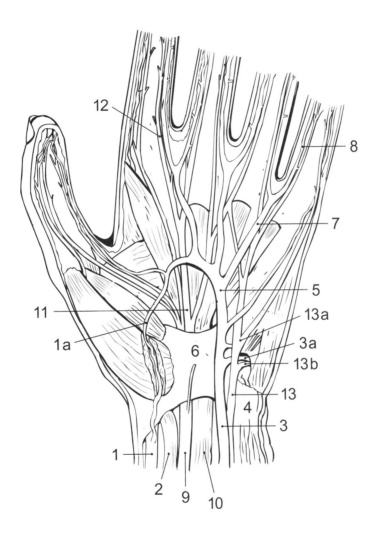

Figura 2.13

2.13 Cortes transversais do braço e do antebraço

Corte transversal da parte média do braço. No corte transversal do braço, é possível ver o **úmero (1)** e os **septos intermusculares medial (2) e lateral (3)** do braço, que separam o compartimento extensor do compartimento flexor do braço.

No **compartimento flexor**, pode-se observar o **músculo bíceps braquial (4)** e, no úmero, o **músculo braquial (5)**. Entre os músculos passa o **nervo musculocutâneo (6)**, que supre os músculos flexores do braço.

No **compartimento extensor**, pode-se observar o **tríceps braquial (7)** com suas três cabeças: **cabeça curta (7a)**, **cabeça medial (7b)** e **cabeça longa (7c)**. Esse músculo é suprido pelo **nervo radial (8)**, que segue no sulco do nervo radial com a **artéria braquial profunda (9)** no corpo do úmero.

No sulco bicipital medial, há uma via vasculonervosa com a **artéria braquial (10)** e a **veia braquial (11)**, o **nervo mediano (12)**, o **nervo ulnar (13)** e o **nervo cutâneo medial do antebraço (14)**.

Corte transversal da parte média do antebraço. No corte transversal, podem-se observar o **rádio (15)** e a **ulna (16)**, que estão conectados entre si pela **membrana interóssea do antebraço (17)**.

Posteriormente à membrana interóssea, são observados no corte transversal da parte média os músculos do **grupo dorsal**:
- Extensor longo do polegar (18)
- Extensor ulnar do carpo (19)
- Extensor curto do polegar (20)
- Extensor dos dedos (21).

Entre os músculos seguem o **nervo interósseo posterior do antebraço (22)**, que se origina do ramo profundo do nervo radial, e a **artéria e a veia interósseas posteriores (23)**.

Ao redor do rádio estão os músculos do **grupo radial**:
- Extensor radial curto do carpo (24)
- Extensor radial longo do carpo (25)
- Braquiorradial (26).

Também é possível ver a inserção do **músculo pronador redondo (27)** no rádio. Próximo do músculo braquiorradial, estão o **ramo superficial do nervo radial (8a)** e a **artéria radial (28)**.

Anteriormente à membrana interóssea, observam-se os músculos flexores do antebraço:
- Flexor profundo dos dedos (29)
- Flexor longo do polegar (30)
- Flexor superficial dos dedos (31)
- Flexor radial do carpo (32)
- Palmar longo (33)
- Flexor ulnar do carpo (34).

Entre os músculos flexores superficial e profundo do dedo segue o **nervo mediano (12)**, na membrana interóssea, o **nervo interósseo anterior do antebraço (35)**, oriundo do nervo mediano, com a artéria e a veia interósseas anteriores. Paralelo ao músculo flexor ulnar do carpo, seguem **a artéria e a veia ulnares (36)** e o **nervo ulnar (13)**.

2.13 Cortes transversais do braço e do antebraço

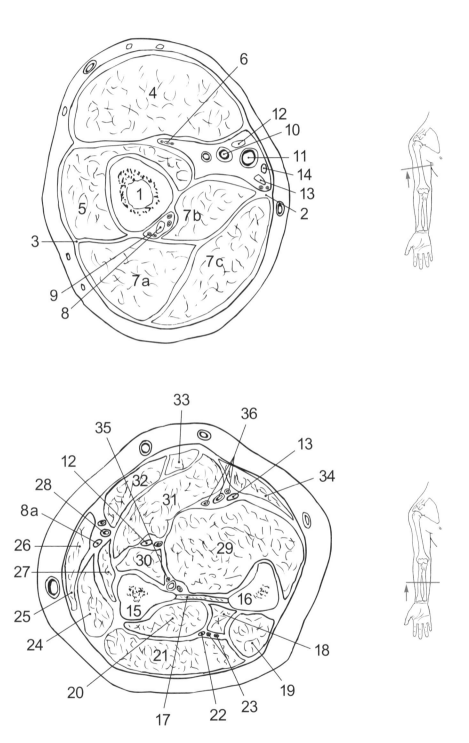

Figura 2.14

3.1 Quadril

O quadril é formado pelos ossos:
- Ílio (1a-g)
- Ísquio (2a-f)
- Púbis (3a-c).

Os três ossos unem-se na cavidade articular do quadril, o **acetábulo (4a-c)**.

Ílio. O ílio consiste no corpo (**1a**) e na asa (**1b**), que segue superiormente em uma protuberância óssea, a **crista ilíaca (1c)**. Esta termina anteriormente na **espinha ilíaca anterossuperior (1d)**. Um pouco abaixo localiza-se a **espinha ilíaca anteroinferior (1e)**. Posteriormente, a crista ilíaca termina na **espinha ilíaca posterossuperior (1f)**; um pouco abaixo desta se localiza a **espinha ilíaca posteroinferior (1g)**.

Ísquio. O ísquio consiste no **corpo do ísquio (2a)** e em uma parte em forma de arco, que termina no **túber isquiático (2b)**. Posteriormente, o arco se estende até a **espinha isquiática (2c)**. Acima dela, há um recesso, a **incisura isquiática maior (2d)**, e, abaixo desta, a **incisura isquiática menor (2e)**.

Púbis. A estrutura óssea mais importante do púbis é o **corpo do púbis (3a)**. A partir do **corpo do púbis (3a)**, o **ramo superior (3b)** segue em direção à sínfise púbica. O **ramo inferior (3c)** encontra o **ramo do ísquio (2f)** e limita com ele o **forame obturado (5)**. Os ossos do púbis são unidos pela sínfise púbica.

Acetábulo. O acetábulo apresenta uma **face semilunar (4a)** que se articula com a cabeça do fêmur. Ele é circundado por uma margem óssea, o **limbo do acetábulo (4b)**. Na margem inferior, ele é interrompido pela **incisura do acetábulo (4c)**.

Uniões dos ossos do quadril. A cavidade pélvica é formada pela união dos dois ossos do quadril (**6a e 6b**):
- Anteriormente, pela **sínfise púbica** (não visível)
- Posteriormente, pela articulação com o **osso sacro (7)** na **articulação sacroilíaca (8)**.

A **articulação sacroilíaca** é uma anfiartrose, na qual são possíveis movimentos de oscilação.

Do sacro, o **ligamento sacrotuberal (9)** segue para o **túber isquiático (2b)** e o **ligamento sacroespinal (10)**, para a **espinha isquiática (2c)**. Assim, na **incisura isquiática maior (2d)**, forma-se o forame isquiático maior e, na **incisura isquiática menor (2e)**, o forame isquiático menor.

3.1 Quadril

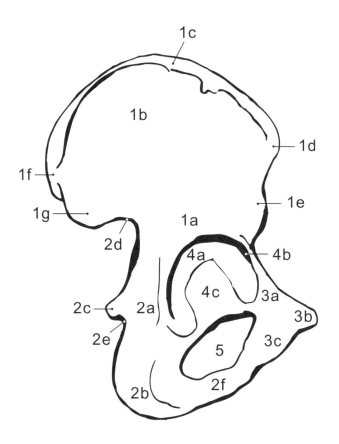

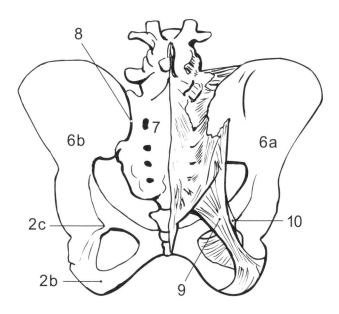

Figura 3.1

3.2 Articulação do quadril

Estrutura. A articulação do quadril é formada pela pélvis óssea e pelo fêmur. A **cavidade articular**, o **acetábulo** (ver Seção 3.1), consiste no **ílio (1)**, no **ísquio (2)** e no **púbis (3)**. Na posição ortostática, a carga principal é transferida para a face semilunar cartilagínea do acetábulo. A cavidade articular óssea do acetábulo é complementada por uma estrutura de tecido conjuntivo, o limbo do acetábulo. Este segue em forma de anel na borda do acetábulo e se estende além da circunferência da cabeça articular. Isso cria uma forma especial de articulação esferóidea: a **articulação cotilóidea**. Na articulação do quadril, a coxa pode ser flexionada e estendida, abduzida e aduzida, e rodada interna (medial) e externamente (lateralmente).

A **cabeça do fêmur (4)** se encaixa no acetábulo. Dela, dentro da cápsula articular, o **Lig. da cabeça do fêmur (5)** segue para o acetábulo. Esse ligamento não tem função mecânica, mas inclui uma artéria importante para a irrigação sanguínea da cabeça do fêmur, especialmente durante o desenvolvimento.

Ligamentos. A articulação do quadril é circundada por uma forte cápsula articular reforçada com ligamentos, que também inclui o **colo do fêmur (6)**.
- **Lig. iliofemoral (8)**
- **Lig. isquiofemoral (10)**
- **Lig. pubofemoral (13)**.

Abaixo da **espinha ilíaca anterior inferior (7)** do ílio, o **Lig. iliofemoral (8)** se espalha anteriormente para o **trocânter menor (9)** do fêmur. É o ligamento mais forte do corpo humano, e suas várias partes inibem a extensão e a rotação externa. O **Lig. isquiofemoral (10)** se irradia do **corpo do ísquio (11)** posteriormente para a cápsula articular na região da base dos **trocanteres maior (12)** e **menor do fêmur (9)**; inibe a adução extrema e a rotação interna.

Por fim, o **Lig. pubofemoral (13)** segue anteriormente desde as partes do púbis adjacentes ao acetábulo até a base do trocânter menor e inibe a abdução extrema.

Clínica

A **displasia da articulação do quadril** é um posicionamento incorreto congênito da articulação do quadril, por exemplo, por uma cavidade articular muito pequena. O tratamento geralmente é conservador, por exemplo, envolvendo faixas ou aparelho gessado. Sem tratamento adequado, pode levar, em longo prazo, a osteoartrose do quadril. O ângulo entre o colo e a diáfise do fêmur é tipicamente em torno de 127°. Se for inferior a 120°, recebe o nome de **coxa vara**, e superior a 140°, **coxa valga**. Essas deformidades podem ser congênitas (displasia do quadril) ou adquiridas (p. ex., raquitismo). O desgaste crônico resultante pode levar a artrose prematura na articulação do quadril.

3.2 Articulação do quadril

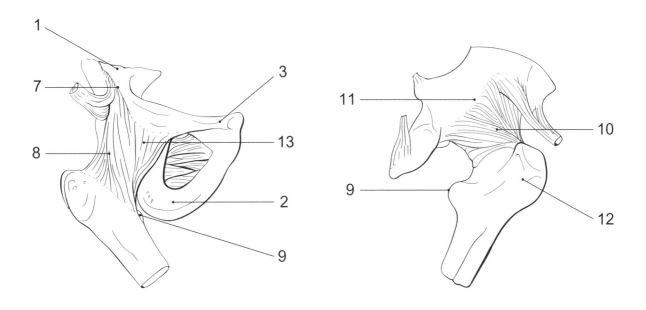

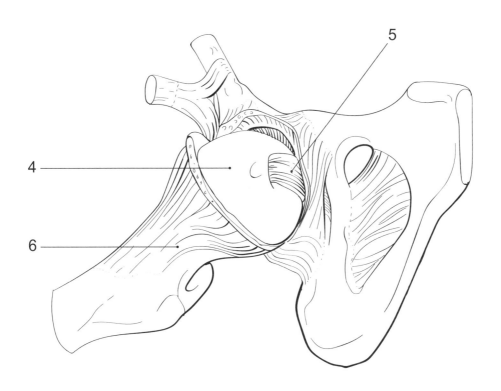

Figura 3.2

3.3 Músculos das regiões glútea e posterior da coxa

Músculos glúteos. Os músculos glúteos incluem:
- **Músculo glúteo máximo (1)**
- **Músculo glúteo médio (2)**
- **Músculo glúteo mínimo (3)**.

O **músculo glúteo máximo (1)** origina-se do sacro, do Lig. sacrotuberal, da crista ilíaca e da fáscia toracolombar. Ele segue em direção lateral, fixa-se na tuberosidade glútea do fêmur e irradia-se para a fáscia lata e o trato iliotibial. O músculo glúteo máximo é o extensor mais forte da articulação do quadril; além disso, realiza rotação externa. As suas fibras superiores abduzem, enquanto suas fibras inferiores fazem o movimento de adução na articulação do quadril. É suprido pelo nervo glúteo inferior.

O **músculo glúteo médio (2)** origina-se, com forma de leque, na face externa da asa do ílio e se insere no trocânter maior do fêmur.

O **músculo glúteo mínimo (3)** encontra-se coberto pelo músculo glúteo médio na face externa da asa do ílio (origem) e segue, também, para o trocânter maior do fêmur.

Ambos os músculos são supridos pelo nervo glúteo superior. Eles abduzem a articulação do quadril; as fibras anteriores realizam a rotação interna, enquanto as fibras posteriores realizam rotação externa. Em posição unipodal e ao caminhar, os respectivos Mm. glúteos médio e mínimo contralaterais previnem o abaulamento da pelve para o lado contralateral.

Músculos pelvitrocanterianos. Esse grupo muscular é formado por:
- **Músculo piriforme (4)**
- **Músculo obturador interno (5)**
- **Músculo obturador externo (não mostrado)**
- **Músculos gêmeos superior (6) e inferior (7)**
- **Músculo quadrado femoral (8)**.

Os seis pequenos músculos desse grupo começam proximalmente no sacro ou no ísquio e seguem um trajeto aproximadamente horizontal para o trocânter maior do fêmur.

O **músculo piriforme (4)** sai da face anterior do sacro a partir da pelve menor e a deixa através do forame isquiático maior, separando-o em **forame suprapiriforme (9)** e **forame infrapiriforme (10)**. Ele realiza rotação externa e abduz a articulação do quadril.

O **músculo obturador interno (5)** origina-se na parte interior da pelve no forame obturado, utiliza a incisura isquiática menor como fulcro e se insere no trocânter maior do fêmur.

Os **músculos gêmeos superior (6)** e **inferior (7)** flanqueiam o obturador interno. Eles se originam na espinha isquiática ou no túber isquiático. Os dois músculos atuam como rotadores externos.

O **músculo quadrado femoral (8)** estende-se do túber isquiático até a crista intertrocantérica; realiza rotação externa e adução.

> **Notas**
>
> **Inervação dos músculos pelvitrocanterianos**
> Músculo piriforme → nervo isquiático e/ou nervo do músculo piriforme (plexo sacral)
> Músculo obturador interno, músculos gêmeos superior e inferior → nervo do músculo obturador interno e ramos musculares (plexo sacral)
> Músculo quadrado femoral → nervo do músculo quadrado femoral (plexo sacral)

Músculos posteriores da coxa. Os músculos posteriores da coxa são tanto extensores na articulação do quadril quanto flexores na articulação do joelho. Nesse grupo são incluídos os seguintes:
- **Músculo bíceps femoral (11)** com cabeça longa e cabeça curta
- **Músculo semitendíneo (12)**
- **Músculo semimembranáceo (13)**.

Esse grupo muscular parte do túber isquiático e segue para a perna.

O **músculo bíceps femoral (11)** também se origina, com a sua cabeça curta, na linha áspera do fêmur. Ele adentra a cabeça da fíbula e, portanto, também pode rotacionar externamente a articulação do joelho.

O **músculo semitendíneo (12)** se insere, superficialmente, via pata de ganso (*pes anserinus*),* na tuberosidade da tíbia. Ao longo desse trajeto, ele faz a rotação interna da articulação do joelho.

O tendão do **músculo semimembranáceo (13)** forma a parte profunda da pata de ganso no epicôndilo medial e realiza também, portanto, a rotação interna da articulação do joelho.

---

*N.R.T.: pata de ganso, do latim *pes anserinus*, é um conjunto de tendões de músculos da coxa que se insere proximalmente na tíbia, na região superior da face medial desse osso. É formada pelos tendões dos músculos sartório, grácil e semitendíneo, que participam da rotação medial ou interna do joelho. A denominação "pata de ganso" se deve ao fato de a estrutura se assemelhar à membrana natatória do ganso.

3.3 Músculos das regiões glútea e posterior da coxa

Notas

Inervação dos músculos posteriores da coxa
Todos os músculos posteriores da coxa → nervo tibial
Exceção: músculo bíceps femoral, cabeça curta → nervo fibular

Clínica

Em **caso de déficit dos músculos glúteos médio e mínimo**, a pelve se projeta durante a caminhada para o lado do membro inferior livre, o que resulta em marcha gingada acompanhada de inclinação compensatória lateral do tronco (**sinal de Trendelenburg**).

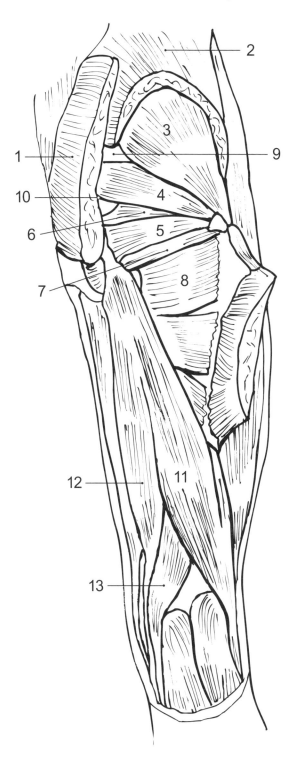

Figura 3.3

3.4 Músculos anteriores da coxa

Na vista anterior da coxa, podem-se observar dois grupos musculares:
- Extensores
- Adutores.

Extensores. O **músculo quadríceps femoral (1a-e)** é constituído por:
- **Músculo reto femoral (1a)**
- **Músculo vasto intermédio (1b)**
- **Músculo vasto lateral (1c)**
- **Músculo vasto medial (1d)**.

Estes se unem em um tendão terminal comum, o **ligamento da patela (1e)**, e adentram a tuberosidade da tíbia. No ligamento patelar, a **patela (2)**, como osso sesamoide, está fixada a ele. O músculo quadríceps femoral é o único músculo extensor na articulação do joelho.

O **músculo reto femoral (1a)** origina-se na espinha ilíaca anteroinferior e é, portanto, a única das quatro cabeças que é biarticular; também flexiona a articulação do quadril.

O **músculo vasto intermédio (1b)** provém da face anterior do fêmur e localiza-se sob o músculo reto femoral.

Tanto o **músculo vasto lateral (1c)** como o **músculo vasto medial (1d)** originam-se na linha áspera localizada posteriormente e cobrem o fêmur lateral e medialmente.

O **músculo sartório (3)** está aqui em grande parte removido. Ele se origina na espinha ilíaca anterossuperior, e seu tendão distal forma, na margem medial com o músculo semitendíneo (ver Seção 3.3) e o músculo grácil, a parte superficial da pata de ganso. Esse músculo realiza a rotação interna (medial) da articulação do joelho e a rotação externa (lateral) da articulação do quadril, flexionando as duas articulações.

Adutores. Do lado anterior, é possível observar parte dos músculos adutores.

O **músculo grácil (4)** origina-se, como o músculo mais delgado, no ramo inferior do púbis. Além de sua função de adução, ele flexiona as articulações do quadril e do joelho, além de fazer a rotação interna (medial) da articulação do joelho. O seu tendão terminal participa da formação da pata de ganso superficial.

O **músculo adutor curto (5)** começa no ramo inferior do púbis e estende-se até o terço proximal da linha áspera; lateralmente a ele, origina-se o **músculo pectíneo (6)** a partir da linha pectínea do púbis. Ele se insere inferiormente ao trocânter menor na linha pectínea.

O **músculo adutor magno (7)** origina-se no ramo inferior do púbis e estende-se até o túber isquiático. Ele se insere na linha áspera, descendo até o tubérculo do adutor do fêmur no epicôndilo medial do fêmur.

O **músculo adutor longo (8)** está seccionado na figura; ele começa no púbis e se estende para o terço médio da linha áspera.

Além de sua função de adução, os Mm. adutores, curto e longo, podem realizar flexão e rotação externa na articulação do quadril. O M. adutor magno também pode realizar rotação externa (lateral) na articulação do quadril e, com suas várias partes, tem as funções de flexão e extensão.

> **Notas**
>
> **Inervação**
> Extensores, músculo sartório → nervo femoral
> Adutores → nervo obturatório
>
> **Clínica**
>
> No ligamento da patela, a percussão com o martelo de reflexo pode desencadear o **arco reflexo simples**, que testa os segmentos da medula espinal em L3 e L4.

3.4 Músculos anteriores da coxa

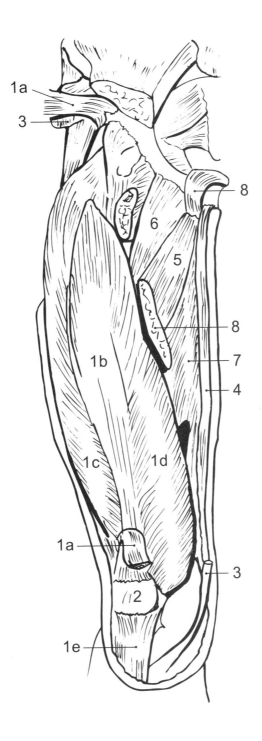

Figura 3.4

3.5 Articulação do joelho

A articulação do joelho é uma articulação composta, na qual os **côndilos do fêmur (1a e 1b)**, os **côndilos da tíbia (2a e 2b)** e a **patela (3)** se articulam entre si. A articulação do joelho é um gínglimo, em que são possíveis flexão e extensão, bem como movimentos rotacionais.

Estrutura. A patela é incorporada como um sesamoide ao **ligamento patelar, 4)**, o tendão terminal do músculo quadríceps femoral. Os côndilos do fêmur rolam, com a flexão progressiva, sobre os côndilos da tíbia, de modo que, em extensão, as suas partes anteriores mais achatadas e, em flexão, as suas partes posteriores mais curvas se apoiam na tíbia.
Os côndilos do fêmur e da tíbia não são congruentes. Para compensar essa incongruência, dois meniscos fibrocartilagíneos integram-se à articulação do joelho. Ambos os meniscos são fundidos com a cápsula articular do joelho. O **menisco lateral (5)** é mais circular, enquanto o **menisco medial (6)** forma um "C" aberto medialmente. Na vista anterior, é possível observar os **côndilos medial (1a) e lateral (1b) do fêmur**, bem como os **côndilos medial (2a) e lateral (2b) da tíbia**.

Ligamentos. A cápsula articular do joelho é reforçada por:
- Ligamentos extracapsulares, entre outros
    - **Ligamento da patela (4)**
    - **Ligamentos colateral fibular e tibial (7)**
- Ligamentos intracapsulares
    - **Ligamento cruzado anterior (9)**
    - **Ligamento cruzado posterior (10).**

Os ligamentos colaterais delimitam medial e lateralmente a articulação do joelho.
O **ligamento colateral tibial (7)** segue do epicôndilo medial do **fêmur (1a)** até a borda medial da tíbia. O Lig. colateral tibial encontra-se unido ao menisco medial e, assim, tem sua mobilidade reduzida.
O **ligamento colateral fibular** (não mostrado) estende-se do epicôndilo lateral do fêmur até a **cabeça da fíbula (8)** e não tem contato com a cápsula articular do joelho.
Os dois ligamentos colaterais são tensionados quando em extensão e tornam-se flácidos quando em flexão. Como resultado, os movimentos de rotação na articulação do joelho só são possíveis quando o joelho está flexionado. Os ligamentos colaterais inibem substancialmente os movimentos passivos de abdução e adução na articulação do joelho.
Os dois **ligamentos cruzados do joelho** são visíveis na fossa intercondilar.
O **ligamento cruzado anterior (9)** estende-se da superfície interna posterior do côndilo lateral do fêmur até a área intercondilar anterior da tíbia. Ele segue de posterior para anterior, superior para inferior e exterior para interior.
O **ligamento cruzado posterior (10)** segue da superfície interna anterior do côndilo medial do fêmur e se estende até a área intercondilar posterior da tíbia. Ele segue de anterior, superior e interior para posterior, inferior e exterior. Ambos os ligamentos cruzados estão, assim, enrolados um ao redor do outro e parcialmente tensionados em todas as posições da articulação do joelho, representando, portanto, uma proteção significativa para a articulação. Partes dos ligamentos cruzados inibem, assim, quase todo movimento na articulação do joelho. Durante a rotação interna, os ligamentos cruzados se enrolam um ao redor do outro mais fortemente.

Clínica

As **lesões do menisco** afetam mais comumente o menisco medial. Este é menos flexível em virtude da aderência ao Lig. colateral tibial e pode se romper ao movimento de rotação externa em posição de flexão. A fraca capacidade de regeneração do tecido cartilagíneo exige frequentemente a remoção parcial ou total do menisco, que, por sua vez, em longo prazo, pode aumentar o desgaste da cartilagem articular.

3.5 Articulação do joelho

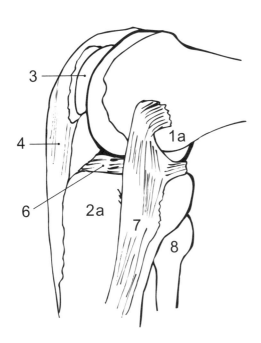
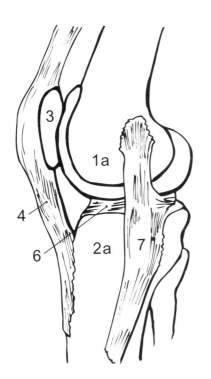
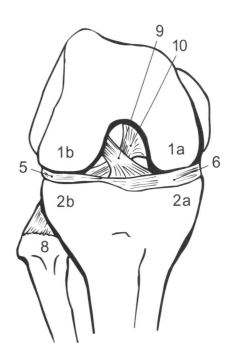

Figura 3.5

3.6 Músculos posteriores da perna

Os músculos posteriores da perna são flexores na articulação do tornozelo.
Eles subdividem-se em:
- Camada superficial
- Camada profunda.

Camada superficial. A camada superficial dos músculos posteriores da perna é formada pelo **músculo tríceps sural**. Este consiste em:
- **Músculo gastrocnêmio (1)**
- **Músculo sóleo (2)**.

O **músculo gastrocnêmio (1)** origina-se, com a sua cabeça medial, no côndilo medial do fêmur e, com a sua cabeça lateral, no côndilo lateral do fêmur.

O **músculo sóleo (2)** origina-se na cabeça da fíbula e na tíbia. No espaço entre esses dois pontos de fixação, uma arcada muscular, o **arco tendíneo do músculo sóleo (2a)**, forma uma ponte.

Ambos os músculos se unem em um tendão comum: o **tendão do calcâneo (3)**. Este se insere na tuberosidade do calcâneo.

O M. tríceps sural atua como flexor plantar e supinador do pé. O **músculo gastrocnêmio** também flexiona na articulação do joelho.

Camada profunda. A camada profunda dos músculos posteriores da perna é visível após a retirada do M. tríceps sural:
- **Músculo flexor longo dos dedos (4)**
- **Músculo tibial posterior (5)**
- **Músculo flexor longo do hálux (6)**
- **Músculo poplíteo (7)**.

O **músculo flexor longo dos dedos (4)** origina-se mais medialmente na face posterior da tíbia distal ao músculo sóleo. Ele segue posterior ao **maléolo medial (8)** para a planta do pé e termina nas bases das falanges distais II a V. O músculo flexor longo dos dedos realiza flexão e supinação do pé e flexão dos dedos II a V.

O **músculo tibial posterior (5)** origina-se na membrana interóssea da perna e nas partes adjacentes da tíbia e da fíbula. Ele cruza, na face distal da perna, o tendão do músculo flexor longo dos dedos na perna, formando, assim, o **quiasma crural (9)**. Insere-se na tuberosidade do osso navicular e no osso cuneiforme medial. O músculo tibial posterior realiza a supinação do pé e uma leve flexão plantar.

O **músculo flexor longo do hálux (6)** parte, em direção mais fibular, da membrana interóssea da perna e da fíbula. Ele se estende para a planta do pé e se fixa na falange distal do hálux.

O músculo flexor longo do hálux flexiona o hálux e atua como um flexor plantar e supinador do pé. Acima do **arco tendíneo do músculo sóleo (2a)**, pode-se observar o **músculo poplíteo (7)**. Ele se origina no côndilo lateral do fêmur e se insere na tíbia acima da linha poplítea. O músculo poplíteo tensiona a cápsula articular posterior do joelho, impedindo, assim, a sua constrição.

Notas

Inervação
Músculos posteriores da perna → nervo tibial

Clínica

Em razão das alterações degenerativas, o tendão do calcâneo pode romper na tensão máxima do músculo tríceps sural (p. ex., durante uma atividade esportiva). O paciente, então, não consegue mais permanecer na posição ortostática.

3.6 Músculos posteriores da perna

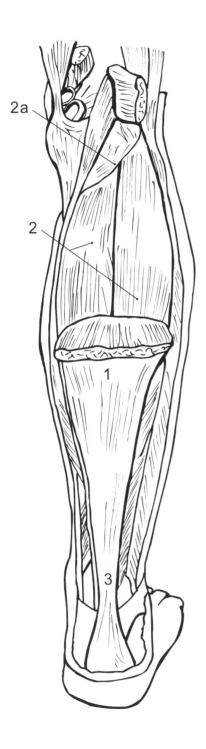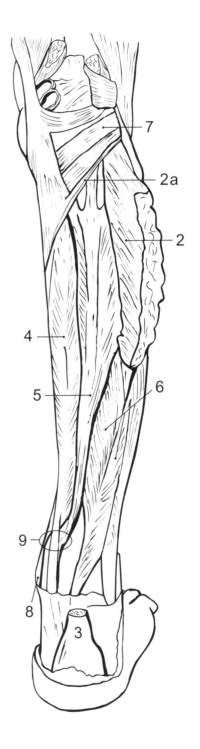

Figura 3.6

3.7 Músculos anteriores e laterais da perna

Os músculos da perna podem ser divididos em:
- Anteriores
- Laterais
- Posteriores (ver Seção 3.6).

Anteriores. São músculos anteriores da perna:
- **Músculo tibial anterior (1)**
- **Músculo extensor longo dos dedos (2)**
- **Músculo fibular terceiro (3)**
- **Músculo extensor longo do hálux (4)**.

O **músculo tibial anterior (1)** origina-se na superfície lateral da tíbia e na membrana interóssea da perna. O seu tendão estende-se sob o **retináculo dos extensores (5)** para o cuneiforme medial e para o osso metatarsal I. O músculo tibial anterior realiza dorsiflexão e leve supinação do pé.

O **músculo extensor longo dos dedos (2)** origina-se no côndilo lateral da tíbia, na margem anterior da fíbula e na membrana interóssea da perna. O seu tendão corre sob o retináculo dos músculos extensores e então se divide em quatro tendões terminais, que se irradiam para a aponeurose dorsal dos dedos II a V. O músculo extensor longo dos dedos é usado para extensão posterior e pronação do pé. Como um quinto tendão, separa-se dele o **músculo fibular terceiro (3)**, que se insere no metatarsal V.

O **músculo extensor longo do hálux (4)** é coberto, em sua área de origem na fíbula e na membrana interóssea da perna, pelos músculos tibial posterior e extensor longo dos dedos. O seu tendão se torna visível na região distal da perna e segue para a base da falange distal do hálux. Suas funções são a dorsiflexão do pé e a extensão do hálux.

Músculos laterais da perna. O **músculo fibular longo (6)** origina-se na cabeça e nos terços proximais da fíbula e dos septos intermusculares anterior e posterior, que delimitam o **compartimento fibular**. O seu tendão corre posteriormente ao **maléolo lateral (7)** sob o **retináculo dos músculos fibulares (8)**, curva-se na margem lateral do pé até a planta deste, onde segue obliquamente até os ossos metatarsal I e cuneiforme medial. O músculo fibular longo realiza pronação e flexão plantar do pé. Graças ao seu trajeto oblíquo embaixo da planta do pé, ele tensiona o arco transverso do pé.

O **músculo fibular curto (9)** origina-se da parte distal da fíbula e se insere na tuberosidade metatarsal V. Suas funções consistem na pronação e na flexão plantar.

> **Notas**
>
> **Inervação**
> Anteriores → nervo fibular profundo
> Laterais → nervo fibular superficial

3.7 Músculos anteriores e laterais da perna

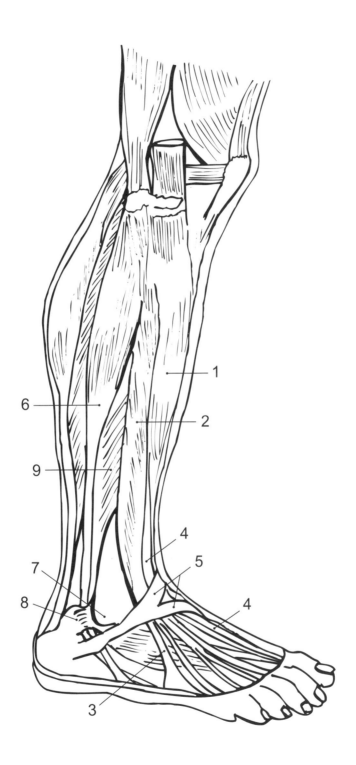

Figura 3.7

47

3.8 Articulação talocrural

Estrutura. A articulação talocrural é uma **articulação do tipo gínglimo** na qual o pé pode realizar flexão plantar (ou seja, em direção à planta do pé) ou extensão dorsal, em direção ao dorso do pé. A articulação talocrural é formada pelas extremidades distais da **tíbia (1)** e da **fíbula (2)** e pelo **tálus (3)**. O **maléolo medial da tíbia (1a)** e o **maléolo lateral da fíbula (2a)** formam a **bifurcação do maléolo**, que compõe o encaixe da articulação talocrural. O maléolo lateral estende-se mais distalmente. Na sua extremidade distal, a tíbia e a fíbula são firmemente conectadas pelos **ligamentos tibiofibular anterior (4)** e **posterior (5)**. Eles também são referidos como sindesmose anterior e posterior. A **tróclea do tálus (3a)** forma a cabeça articular da articulação talocrural.

Ligamentos. A articulação talocrural é fixada medial e lateralmente por numerosos ligamentos:
- Ligamento medial: **deltóideo**
    - **Parte tibiotalar anterior (6)**
    - **Parte tibiotalar posterior (7)**
    - **Parte tibionavicular (8)**
    - **Parte tibiocalcânea (9)**
- Ligamentos laterais:
    - **Ligamento talofibular anterior (11)**
    - **Ligamento talofibular posterior** (não mostrado)
    - **Ligamento calcaneofibular (12)**

Medialmente, podem ser distinguidos quatro ligamentos (parciais), que se estendem do maléolo medial aos ossos metatarsais e, em sua totalidade, também são conhecidos como **ligamento deltóideo**: as **partes tibiotalar anterior (6)** e **posterior (7)** estendem-se até o colo medial do tálus. A parte **tibionavicular (8)** segue para o osso navicular e a **parte tibiocalcânea (9)**, para o **calcâneo (10)**.

Os três ligamentos laterais estendem-se do maléolo lateral ao tálus e ao calcâneo. Podem-se distinguir os **ligamentos talofibular anterior (11)** e **posterior** (não mostrado) e o **ligamento calcaneofibular (12)**.

Clínica

Apesar dessa fixação ligamentar, a torção sobre a margem lateral (**traumatismo em supinação**) ou medial (**traumatismo em pronação**) do pé pode levar à distorção (entorse) da articulação talocrural. No traumatismo em supinação, a lesão acomete os ligamentos laterais; no trauma de pronação, atinge os ligamentos mediais. Dependendo da gravidade e do tipo de traumatismo, podem ocorrer lesões nas conexões ligamentares entre a tíbia distal e a fíbula (**ruptura da sindesmose**) ou estruturas ósseas (p. ex., avulsão do maléolo medial ou fratura da fíbula) em diferentes níveis.

3.8 Articulação talocrural

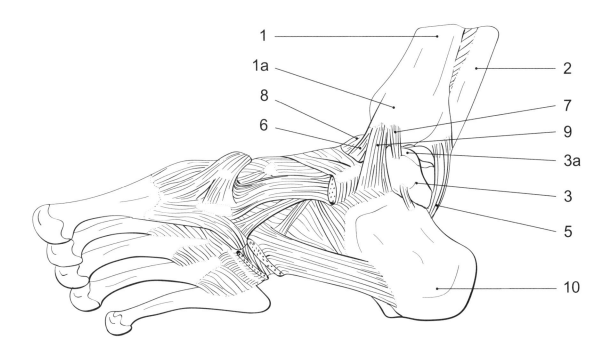

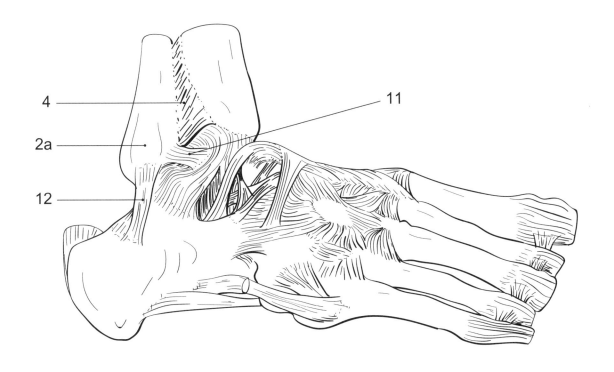

Figura 3.8

3.9 Dorso do pé

No dorso do pé podem ser observados os tendões dos músculos extensores da perna e os músculos do dorso do pé.

Músculos extensores da perna. O tendão do **músculo tibial anterior (1)** passa sob o retináculo superior dos músculos extensores e, depois, pelo compartimento medial da perna, sob o **retináculo inferior dos músculos extensores (2)**, para o osso cuneiforme medial e o metatarsal I.

O tendão do **músculo extensor longo do hálux (3)** segue pelo compartimento médio sob o **retináculo inferior dos músculos extensores (2)** e se insere na base da falange distal do hálux.

O tendão do **músculo extensor longo dos dedos (4)** segue pelo compartimento lateral sob o retináculo inferior dos músculos extensores (2), divide-se em quatro tendões terminais e se irradia para as **aponeuroses dorsais (5)** dos dedos II a V. Quando se divide, o tendão do **músculo fibular terceiro (6)** segue para a base do metatarsal V.

Músculos do dorso do pé. No dorso do pé, podem ser observados o **músculo extensor curto dos dedos (7)** e o **músculo extensor curto do hálux (8)**. Ambos se originam no calcâneo e irradiam com o músculo extensor longo dos dedos na aponeurose dorsal dos dedos. Com isso, o quinto dedo geralmente não recebe tendão. Os músculos extensor curto dos dedos e extensor curto do hálux são supridos pelo nervo fibular profundo; eles estendem os dedos do pé.

3.9 Dorso do pé

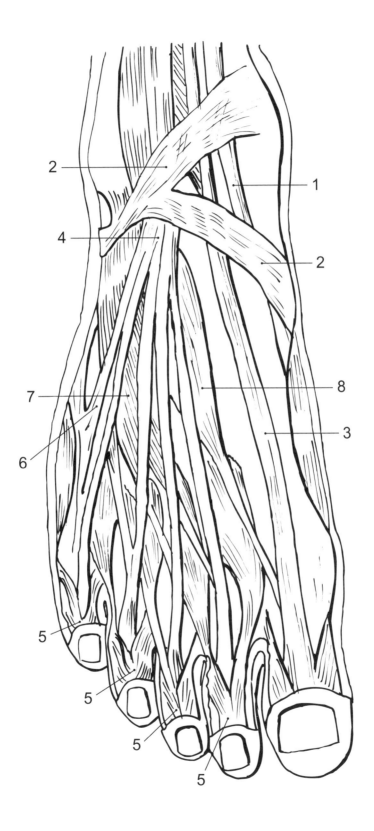

Figura 3.9

51

3.10 Planta do pé

Os músculos da planta do pé podem ser divididos em:
- Camada muscular superficial
- Músculos da base do hálux
- Músculos da base do dedo mínimo.

Camada muscular superficial. Ao se dissecar a **aponeurose plantar (1)**, observam-se os músculos e tendões da planta do pé. A camada mais superficial forma o **músculo flexor curto dos dedos (2)**. Ele está parcialmente removido na figura à direita e rebatido posteriormente. Origina-se da tuberosidade do calcâneo, adentra as falanges médias dos dedos II a V com quatro tendões divididos e flexiona as falanges médias desses dedos. Sob o músculo flexor curto dos dedos, é possível reconhecer os tendões dos músculos flexores longos dos dedos. Eles alcançam a planta do pé posteriormente ao maléolo medial e sob os músculos da base do hálux.

Como o **músculo flexor longo do hálux (3)** começa mais lateralmente na perna (ver Seção 3.6) e se insere no pé, no entanto, mais medialmente do que o **músculo flexor longo dos dedos (4)**, ele cruza o seu tendão com o do músculo flexor longo dos dedos e forma, assim, o **quiasma plantar (5)**.

O **músculo flexor longo do hálux (3)** insere-se na falange distal do hálux.

Os quatro tendões do **músculo flexor longo dos dedos (4)** inserem-se na falange distal dos dedos do pé II a V. Dessa forma, eles transfixam os **tendões do músculo flexor curto dos dedos (2a)**.

Da tuberosidade do calcâneo parte o **músculo quadrado plantar (6)**. Ele se irradia para o tendão terminal do músculo flexor longo dos dedos e, assim, modifica sua direção de oblíqua para sagital.

Músculos da base do hálux. O **músculo abdutor do hálux (7)** origina-se do processo medial da tuberosidade do calcâneo e se insere no osso sesamoide medial e na falange proximal do hálux. Ele abduz o hálux.

O **músculo flexor curto do hálux (8)** origina-se no osso cuneiforme medial e se insere na falange proximal e no osso sesamoide lateral do hálux. Ele flexiona o hálux.

Músculos da base do dedo mínimo. O **músculo flexor curto do dedo mínimo (9)** origina-se na base do osso metatarsal V e se insere na falange proximal do dedo mínimo; flexiona o dedo mínimo do pé.

O **músculo abdutor do dedo mínimo (10)** origina-se do processo lateral da tuberosidade do calcâneo e se insere na falange proximal do dedo mínimo do pé, abduzindo-o.

Em um plano profundo, lateral ao músculo flexor curto dos dedos, reconhece-se o tendão do **músculo fibular longo (11)**, que, vindo da margem lateral do pé, se estende transversalmente na planta do pé e se insere no osso cuneiforme medial. Esse tendão confere, assim, estabilização dinâmica ao arco plantar transverso.

Notas

Inervação

Músculos da planta do pé → nervos plantares mediais e laterais do nervo tibial

3.10 Planta do pé

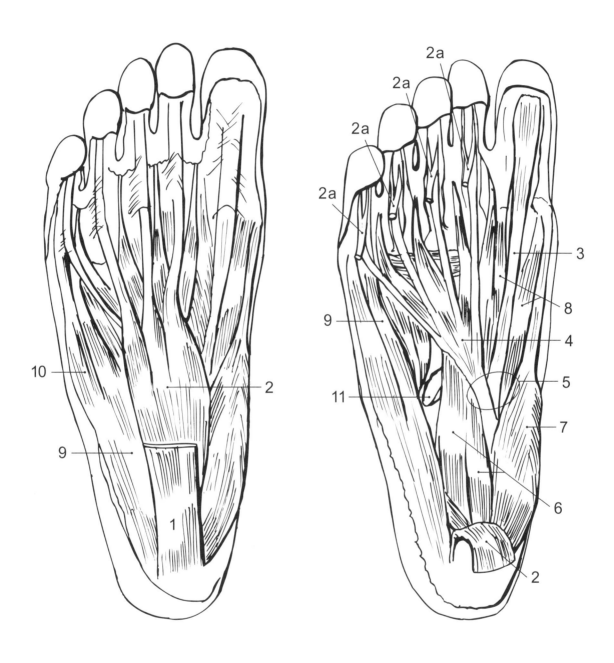

Figura 3.10

53

3.11 Vias vasculonervosas no trígono femoral

Na região anterior proximal da coxa, encontra-se o trígono femoral. Ele é limitado por:
- **Ligamento inguinal (1)**
- **Músculo sartório (2)**
- **Músculo adutor longo (3)**.

Seu assoalho é formado pelo **músculo pectíneo (4)** e pelo **músculo iliopsoas (5)**. Este se forma da união do músculo psoas, que se fixa proximalmente nas vértebras torácicas inferiores e lombares superiores, e do **músculo ilíaco (6)**, que tem sua fixação proximal na asa do ílio. Juntos, eles se passam sob o ligamento inguinal através da lacuna dos músculos até a coxa e se fixam distalmente no trocânter menor do fêmur. O músculo iliopsoas é o flexor mais importante na articulação do quadril. Ele é suprido diretamente pelo **nervo femoral (7)** do plexo lombar. O nervo femoral segue com o músculo iliopsoas, através da lacuna dos músculos, para o trígono femoral e se divide em seus ramos musculares para os Mm. sartório e quadríceps femoral e em ramos cutâneos para a região anterior da coxa.

A **artéria femoral (8)** e a **veia femoral (9)** localizam-se mais medialmente no trígono femoral. Com o **ramo femoral do nervo genitofemoral** (não mostrado), elas chegam ao trígono femoral através da lacuna dos vasos.

A **artéria femoral (8)** projeta nesse ponto a **artéria femoral profunda (10)**, que supre com os seus ramos os músculos adutores e a face posterior da coxa. A A. femoral por si segue distalmente sob o músculo sartório e então entra no canal adutor, que é delimitado pelo **músculo vasto medial (11)**, assim como pelos **músculos adutores longo (3)** e **magno** (não mostrado). Nesse curso, chega à fossa poplítea (ver Seção 3.13).

A **veia femoral (9)** encontra-se mais medialmente no trígono femoral. Incorpora ali inúmeras veias superficiais; entre outras, a **veia safena magna (12)**.

3.11 Vias vasculonervosas no trígono femoral

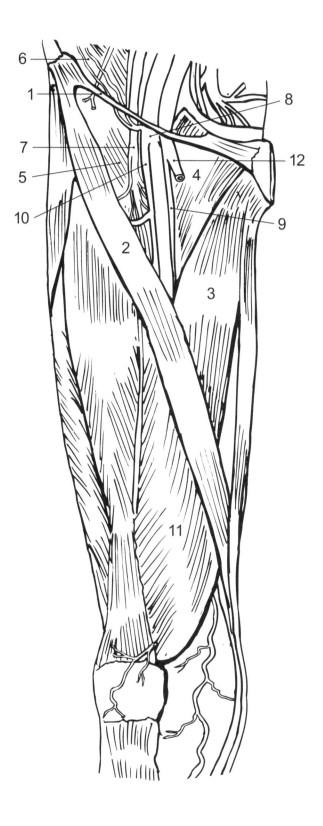

Figura 3.11

3.12 Vias vasculonervosas na região glútea

Os limites da região glútea são:
- Crista ilíaca
- Fenda interglútea
- M. tensor da fáscia lata
- Sulco glúteo.

As vias vasculonervosas da região glútea originam-se no interior da pelve e a deixam através dos forames supra e infrapiriforme.

Forame suprapiriforme. Cranialmente ao **músculo piriforme (1)**, a **artéria glútea superior (2)** emerge da pelve para a região glútea. Ela é um ramo parietal da artéria ilíaca interna e irriga os **músculos glúteo médio (3)** e **glúteo mínimo** (não mostrado). Com a artéria, o **nervo glúteo superior** (não mostrado), que tem origem no plexo sacral, se ramifica sob os músculos glúteos médio e mínimo e os inerva.

Forame infrapiriforme. Inferiormente ao **músculo piriforme (1)**, o **nervo glúteo inferior (4)** sai da pelve com a artéria de mesmo nome. Esse nervo supre o músculo glúteo máximo.
A **artéria glútea inferior (5)** é um ramo parietal da A. ilíaca interna que supre grande parte da região glútea. Também através do forame infrapiriforme, o **nervo isquiático (6)** chega à região glútea. Ele se origina no plexo sacral e pode emergir já dividido pelo forame infrapiriforme ou então se dividir posteriormente em seu curso na face posterior da coxa em dois ramos, os **nervos tibial (7)** e **fibular comum (8)**. Ambos suprem na coxa os músculos posteriores dessa região:
- **Músculo semimembranáceo (9)**
- **Músculo semitendíneo (10)**
- **Músculo bíceps femoral (11)**.

O **nervo cutâneo femoral posterior (12)** fornece inervação sensitiva à face posterior da coxa.
A **artéria pudenda interna (13)** é um ramo visceral da artéria ilíaca interna. A artéria pudenda interna e o **nervo pudendo (14)**, que tem origem no plexo sacral, curvam-se logo após saírem pelo forame infrapiriforme para a espinha isquiática e entram novamente na pelve através do forame isquiático menor. Lá, eles alcançam a fossa isquioanal e suprem o assoalho pélvico e os órgãos genitais externos.

Clínica

Injeções intramusculares (IM) – por exemplo – vacinas, são administradas comumente na região glútea. Por isso, deve-se ter cuidado para que a injeção seja aplicada no quadrante superior externo da região glútea, ou seja, na área do músculo glúteo médio. O local de injeção correto pode ser determinado com o auxílio da **técnica de Hochstetter**. Uma injeção incorreta no meio da região glútea pode atingir o nervo isquiático. A vacina, com frequência em base oleosa, pode lesionar permanentemente o nervo fibular comum, levando a paresia fibular com déficit dos músculos extensores da coxa e quadro clínico da marcha escarvante (pé caído).

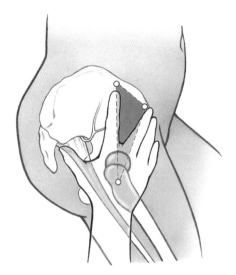

Figura 3.12 Técnica de Hochstetter. Local de injeção entre os dedos indicador e anular do examinador.

3.12 Vias vasculonervosas na região glútea

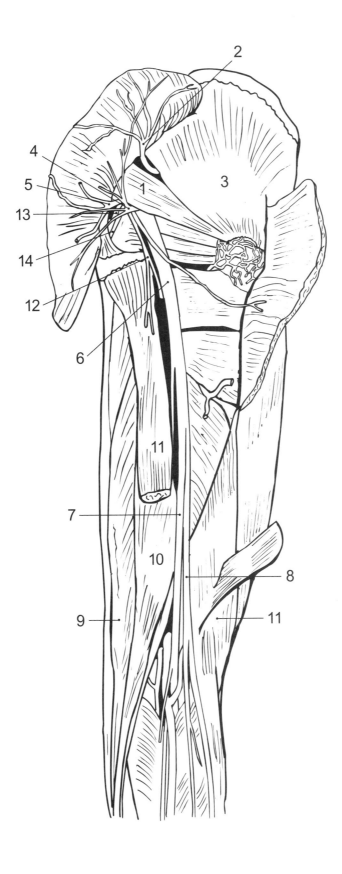

Figura 3.13

57

3.13 Vias vasculonervosas da fossa poplítea

A fossa poplítea é um espaço em formato de losango, delimitado superior e inferiormente por músculos.
- Superomedialmente, dois músculos que formam a pata de ganso, o **músculo grácil (1)** e o **músculo semitendíneo (2)**, assim como o **músculo semimembranáceo (3)**, formam o limite da fossa poplítea
- Superolateralmente, localiza-se o **músculo bíceps femoral (4)**
- Inferiormente, observam-se as duas cabeças do **músculo gastrocnêmio (5)**.

Irrigação sanguínea. Na fossa poplítea, a **artéria poplítea (6)** localiza-se na parte mais lateral; sai da artéria femoral, que chega à fossa poplítea através do canal adutor. A artéria poplítea fornece ramos para a articulação do joelho e para os músculos flexores da perna.

Lateralmente à artéria poplítea, encontra-se a **veia poplítea (7)**. Esta se origina da confluência das veias profundas da perna e continua no canal adutor como veia femoral. Na fossa poplítea, a **veia safena parva (8)**, uma veia superficial, é sua tributária.

Nervos. Os mais laterais são o **nervo tibial (9)** e o **nervo fibular comum (10)**. O nervo tibial desce mais até o compartimento dos músculos flexores da perna. Na fossa poplítea, origina-se dele um ramo cutâneo para a face posterior da perna: o **nervo cutâneo sural medial (11)**. O nervo fibular comum segue em direção à fíbula, continua ao redor da cabeça dela e se divide em seus ramos: os **nervos fibulares superficial** e **profundo**. Na fossa poplítea, ele envia um ramo cutâneo para a face posterior da perna: o **nervo cutâneo sural lateral (12)**.

Clínica

Nas **fraturas da cabeça da fíbula**, ocorre lesão do nervo fibular comum, que aqui segue muito superficial. As lesões do nervo causam, além do déficit de sensibilidade na perna e no dorso do pé, déficit motor dos grupos extensores e fibulares na perna.

3.13 Vias vasculonervosas da fossa poplítea

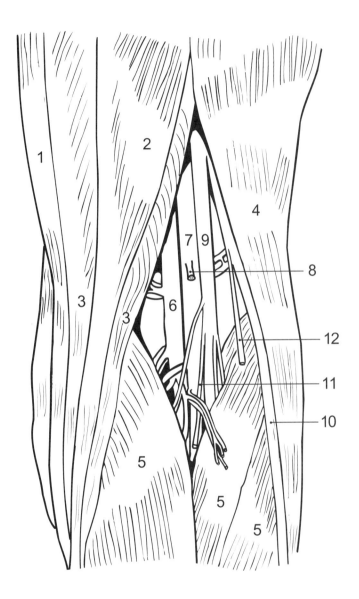

Figura 3.14

3.14 Vias vasculonervosas nos compartimentos anterior e lateral da perna

Existem três compartimentos musculares na perna:
- Compartimento anterior
- Compartimento posterior (ver Seção 3.15)
- Compartimento lateral.

Nervos dos compartimentos anterior e lateral da perna. O **nervo fibular comum (1)** segue ao redor da cabeça da fíbula e se divide no compartimento lateral em seus ramos terminais, o **nervo fibular superficial (2)** e o **nervo fibular profundo (3)**.

O **nervo fibular superficial (2)** continua o seu curso no compartimento lateral e inerva neste os músculos **fibulares longo (4)** e **curto (5)**.

O **nervo fibular profundo (3)** perfura o septo intermuscular anterior da perna e, assim, penetra no compartimento anterior da perna, inervando os **músculos tibial anterior (6)**, **extensor longo do hálux (7)** e **extensor longo dos dedos (8)**.

Irrigação arterial. A **artéria tibial anterior (9)** atravessa a membrana interóssea da perna a partir da fossa poplítea para o compartimento anterior. Lá, ela corre lateral ao **músculo tibial anterior (6)** e irriga os músculos do compartimento anterior. Seu ramo terminal, a **artéria posterior do pé (10)**, segue no dorso do pé lateralmente ao tendão do **músculo extensor longo do hálux (7a)**, irriga os dedos dos pés e se comunica por um ramo profundo (não mostrado) com o arco plantar (ver Seção 3.17).

Clínica

Para avaliação do **pulso pedioso**, é adequado palpar o dorso do pé, lateralmente ao **tendão do músculo extensor longo do hálux (7a)**, onde o pulso da A. tibial posterior do pé é palpável.

3.14 Vias vasculonervosas nos compartimentos anterior e lateral da perna

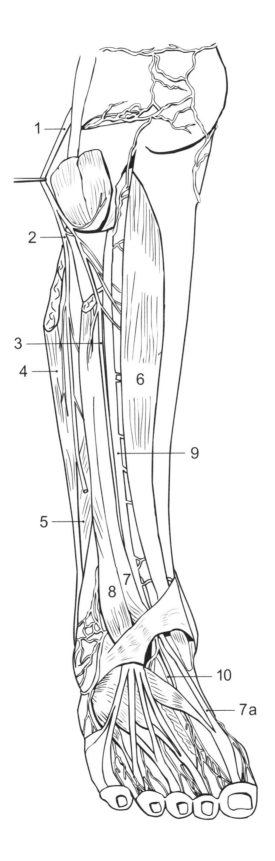

Figura 3.15

3.15 Vias vasculonervosas no compartimento posterior da perna

Existem três compartimentos musculares na perna:
- Compartimento anterior (ver Seção 3.14)
- Compartimento posterior
- Compartimento lateral (ver Seção 3.14).

Ao se rebater a camada superficial dos músculos flexores (**músculos gastrocnêmio [1] e sóleo [2]**), observam-se as vias vasculonervosas do compartimento posterior da perna.

Irrigação arterial. A **artéria poplítea (3)** divide-se em seu curso a partir da fossa poplítea, sob o **arco tendíneo do músculo sóleo (4)**, no compartimento posterior da perna em dois ramos terminais:
- A **artéria tibial anterior** (não mostrada) perfura a membrana interóssea e chega ao compartimento anterior da perna
- A **artéria tibial posterior (5)** segue entre os músculos flexores superficiais e profundos dos dedos, passando posteriormente ao maléolo medial até chegar à planta do pé.

Na região proximal da perna, passa por ela a **artéria fibular** (não mostrada), coberta pelo **músculo flexor longo do hálux (6)**, que também corre distalmente no compartimento posterior até o **maléolo lateral (7)**.

Nervos. O **nervo tibial (8)**, proveniente da fossa poplítea, passa sob o arco tendíneo do músculo sóleo para o compartimento posterior e segue com a artéria tibial posterior para o **maléolo medial (9)**.

Clínica

Durante o exame físico, o **pulso pedioso** (pulso dorsal do pé) também é palpado para avaliar o estado circulatório. Além disso, pode ser examinada a região atrás do **maléolo medial (9)**, onde a artéria tibial posterior é palpável.

3.15 Vias vasculonervosas no compartimento posterior da perna

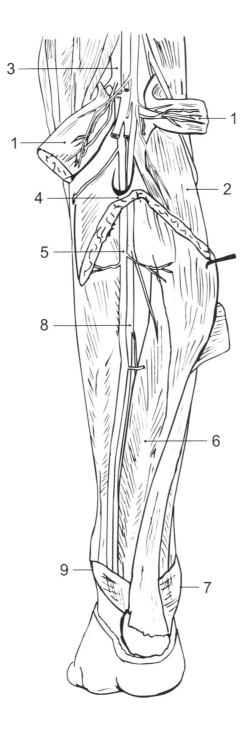

Figura 3.16

63

3.16 Vias vasculonervosas do dorso do pé

A figura mostra as vias superficiais da perna e do dorso do pé.

Drenagem venosa. Na face medial do dorso do pé, observa-se a **veia marginal medial (1)**, que continua, no **maléolo medial (2)**, como **veia safena magna (3)** e segue superficialmente ao longo do lado medial da perna e da coxa, e só na região do trígono femoral desemboca na **veia femoral**.

Na margem lateral do pé, observa-se a **veia marginal lateral (4)**, que continua, no **maléolo lateral (5)**, como veia safena parva. Essa veia superficial segue na face posterior da perna e desemboca na fossa poplítea, na **veia poplítea**.

Nervos. Na região distal da perna, na face lateral, o **nervo fibular superficial (6)** sai do compartimento lateral, atravessando a fáscia da perna para a superfície. Ele se divide em **nervos cutâneo posterior intermédio (7)** e **cutâneo posterior medial (8)**, que suprem a pele do dorso do pé e dos dedos.

O **nervo fibular profundo (9)** segue na região média do pé entre o primeiro e o segundo espaços interdigitais pela fáscia. Ele se divide em **nervos digitais dorsais 1 e 2 (10)**, que suprem a pele entre o primeiro e o segundo dedos do pé.

No **maléolo medial (2)**, os ramos terminais do **nervo safeno (11)** podem ser visualizados próximo à **veia safena magna (3)**. Esse ramo terminal do nervo femoral supre a pele na parte medial da coxa até o maléolo medial.

Na região distal da perna, o **nervo cutâneo sural medial (12)** originário do nervo tibial é visto na sua face medial. A margem lateral do pé é suprida pelo **nervo cutâneo posterior lateral (13)** originário do nervo sural.

3.16 Vias vasculonervosas do dorso do pé

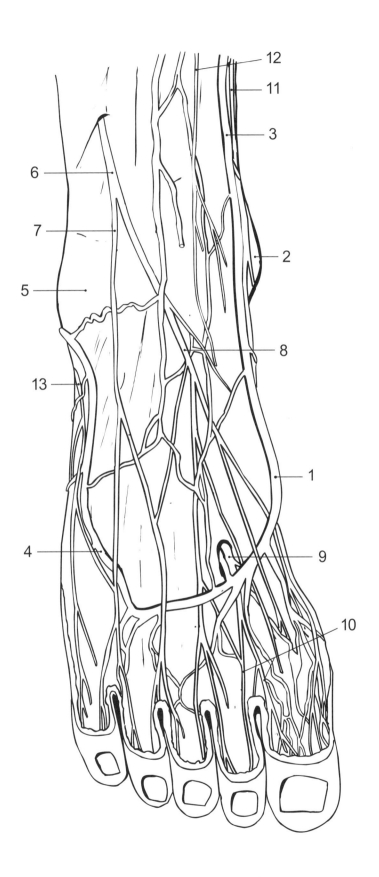

Figura 3.17

3.17 Vias vasculonervosas da planta do pé

Após a remoção de partes da **aponeurose plantar (1)** e do **músculo flexor curto dos dedos (2)**, identificam-se as vias vasculonervosas da planta do pé.

Irrigação arterial. Sob a origem do **músculo abdutor do hálux (3)**, a **artéria tibial posterior**, que vem do compartimento posterior da perna, divide-se em seus ramos terminais:

- A **artéria plantar lateral (4)** segue entre os **músculos flexor curto dos dedos (2)** e **quadrado plantar (5)** para a região lateral da planta do pé. Na altura da base do osso metatarsal V, ele desvia medialmente como **arco plantar profundo (6)**, do qual saem as **artérias metatarsais plantares (7)** para os dedos do pé. O arco plantar profundo anastomosa com o ramo plantar profundo da A. dorsal do pé (ver Seção 3.14)
- A **artéria plantar medial (8)** segue inicialmente escondida entre o músculo abdutor do hálux e o músculo flexor curto do hálux. Ela distribui um **ramo profundo (8a)** para o **arco plantar profundo (6)** e um **ramo superficial (8b)** para a margem medial do hálux.

Nervos. Sob a fixação proximal do **músculo abdutor do hálux (3)**, o **nervo tibial**, que vem do compartimento posterior da perna, divide-se em dois ramos terminais:

- O **nervo plantar medial (9)** situa-se entre os músculos abdutor do hálux e flexor curto dos dedos. Ele se ramifica em um ramo medial para a margem medial do hálux e em um ramo lateral. Este se divide nos nervos digitais plantares comuns, dos quais emergem os **nervos digitais plantares próprios (10)** para o primeiro ao quarto dedo do pé
- O **nervo plantar lateral (11)** segue no sulco plantar lateral, próximo à base do dedo mínimo. Ele se ramifica em ramos para os músculos da base do dedo mínimo e se divide em um **ramo profundo (11a)** e um **ramo superficial (11b)**. O **ramo profundo** inerva os músculos interósseos, os músculos lumbricais laterais, o **músculo adutor do hálux (12)** e a **cabeça lateral do músculo flexor curto do hálux (13)**. O **ramo superficial** forma o **nervo digital plantar comum IV (14)**, que origina os **nervos digitais plantares próprios (10)** para o quarto e o quinto dedo do pé.

3.17 Vias vasculonervosas da planta do pé

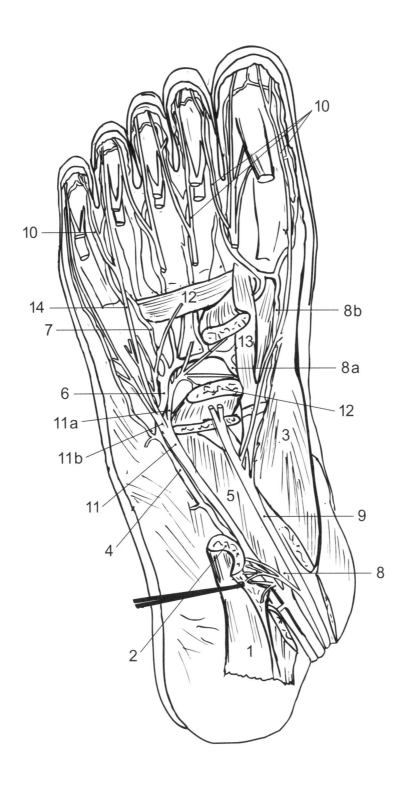

Figura 3.18

67

3.18 Plexo sacral

O plexo sacral provém dos **ramos anteriores (1)** dos nervos espinais L4 a S3. Ele se localiza, coberto pelo músculo piriforme, na parede posterior e lateral da pelve menor na face pélvica do sacro. Para fins de orientação, os corpos das vértebras L IV a S V estão marcados. O plexo sacral emite os seguintes ramos:

- O **nervo glúteo superior (2)** origina-se nos segmentos da medula espinal L4 a S1; sai da pelve através do forame suprapiriforme e fica entre os **músculos glúteos médio e mínimo**, que também são supridos por ele
- O **nervo glúteo inferior (3)** parte dos segmentos da medula espinal L5 a S2 através do forame infrapiriforme e supre o músculo glúteo máximo
- O **nervo cutâneo femoral posterior (4)** origina-se nos segmentos da medula espinal S1 a S3, também atravessa o forame infrapiriforme e chega à margem inferior do músculo glúteo máximo; ramifica-se nos nervos clúnios inferiores que inervam a pele da região glútea. O nervo cutâneo femoral posterior supre a pele na face posterior da coxa
- O **nervo isquiático (5)** começa nos segmentos da medula espinal L4 a S3 através do forame infrapiriforme. Ele corre distalmente e divide-se em uma altura variável no **tibial (6)** e no **fibular comum (7)**. Ambos os nervos suprem os músculos posteriores na coxa. O **tibial** atravessa a fossa poplítea e entra no compartimento posterior da perna; supre os músculos posteriores da perna e seus ramos terminais, os **nervos plantares medial e lateral**, seguem para a planta do pé. O **fibular comum** passa pela cabeça da fíbula e então se divide em dois ramos terminais: o **fibular superficial**, para os músculos fibulares longo e curto; e o **fibular profundo**, para os músculos extensores da perna e do dorso do pé.

3.18 Plexo sacral

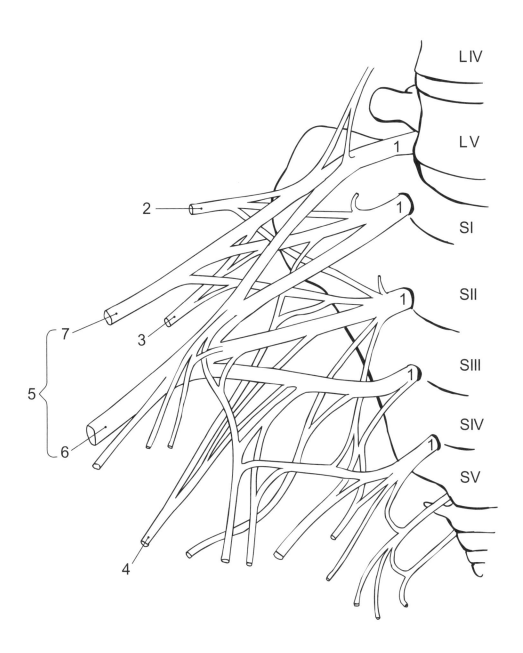

Figura 3.19

4.1 Órgãos torácicos *in situ*

Cavidades serosas do tórax. Após a remoção do esterno e das partes anteriores das costelas, observam-se as cavidades serosas do tórax.
Elas são diferenciadas da seguinte maneira:
- As **cavidades pleurais** direita e esquerda, nas quais estão os pulmões
- A **cavidade do pericárdio**, na qual está o coração.

A túnica serosa que reveste essas cavidades consiste em **pleura visceral ou epicárdio (lâmina visceral do pericárdio seroso segundo a Terminologia Anatômica)** e situa-se diretamente sobre os órgãos, enquanto a **pleura parietal ou pericárdio** reveste as faces interiores dessas cavidades do corpo. A pleura parietal é dividida nas seguintes partes:
- A **parte mediastinal**, que recobre o mediastino e o **pericárdio (1)**
- A **parte costal (2a)**, que recobre o esterno, as costelas e os corpos vertebrais
- A **parte diafragmática (2b)**, que recobre a superfície do diafragma.

Entre as duas lâminas da túnica serosa existe um espaço capilar, que é preenchido com líquido seroso e possibilita o deslizamento das lâminas uma contra a outra. Esse espaço possibilita o movimento do coração no pericárdio durante a contração cardíaca ou o movimento dos pulmões durante a inspiração e a expiração (espaço pleural).

Extensão das cavidades pleurais. Na figura, as duas cavidades pleurais estão abertas pela remoção da face anterior da **pleura parietal**, podendo-se observar os **pulmões (3a e 3b)**.
As cavidades pleurais se estendem com a **cúpula da pleura (4a e 4b)** até a fossa supraclavicular maior na região cervical. A partir da cúpula da pleura, os limites mediais de ambas as cavidades pleurais convergem até quase se tocarem na altura da fixação das costelas II a IV. Essa área é denominada **septo pleural (5)**. Acima do septo pleural, encontra-se uma região triangular entre as duas cavidades pleurais, chamada trígono tímico. Este é preenchido pelo **timo (6)**, que está em contato nessa área com a parede torácica anterior. Abaixo do septo pleural, divergem novamente os limites das duas cavidades pleurais. No lado direito, o limite pleural se desvia da linha mediana na altura da fixação na costela VI e, então, continua oblíqua e inferiormente. A cada linha de orientação do corpo (linha medioclavicular, linha axilar anterior etc.), o limite pleural baixa cerca de um espaço intercostal, de modo que ela chega à região da linha paravertebral no dorso no nível da costela XII.

Como a parte superior do coração está voltada para a esquerda, ocupando, assim, mais espaço no hemitórax esquerdo do que no direito, o limite pleural esquerdo se desvia da linha mediana no nível da inserção da costela IV. No entanto, a partir da linha axilar anterior esquerda, ela segue o mesmo trajeto descrito anteriormente para o lado direito. Uma vez que as duas cavidades pleurais divergem abaixo do septo pleural, permanece entre elas uma superfície triangular na qual parte do **pericárdio (1)** encosta diretamente na parede anterior do tórax. Essa região é, portanto, chamada trígono pericárdico.* No entanto, a maior parte do pericárdio é coberta pelas duas cavidades pleurais e, consequentemente, ainda não é visível aqui.

Pulmões. A abertura da parte costal da pleura parietal torna os pulmões visíveis. O **ápice dos pulmões direito e esquerdo (7a e 7b)** alcança a **cúpula da pleura (4a e 4b)** em cada hemitórax, entretanto não preenche as cavidades pleurais completamente. Os limites dos pulmões são semelhantes aos pleurais descritos anteriormente, mas se estendem aproximadamente dois espaços intercostais para cima. Assim é formado o **recesso costomediastinal (8)** entre a parte mediastinal da pleura parietal e a parte costal da pleura parietal, bem como o **recesso costodiafragmático (9)** entre a parte costal da pleura parietal e a parte diafragmática da pleura parietal. Nesse recesso da cavidade pleural, os pulmões podem se expandir na inspiração. Na região do pulmão direito, visualiza-se o **lobo superior (10a)** e o **lobo médio (11)**, que "aponta" para a parede anterior do tórax. À esquerda, o **lobo superior (10b)** pode ser visto do lado anterior. Em ambos os lados, os **lobos inferiores (12a e 12b)** estão, em grande parte, direcionados posterolateralmente e, portanto, pouco visíveis nessa imagem. Os lobos pulmonares são separados uns dos outros por fissuras profundas: a **fissura oblíqua (13a e 13b)** separa o lobo inferior tanto no pulmão direito quanto no esquerdo; além disso, a **fissura horizontal (14)** separa o lobo superior do lobo médio no pulmão direito.

Clínica

As cavidades pleurais estendem-se com a cúpula da pleura para dentro da fossa supraclavicular menor, onde estão muito próximas das veias subclávias e das veias braquiocefálicas. Ao se colocar um cateter venoso central nessas veias, a cúpula da pleura pode ser inadvertidamente perfurada, fazendo com que o ar penetre no espaço pleural. Assim, pode ocorrer um **pneumotórax**, ou seja, a adesão entre as pleuras visceral e parietal é perdida e o pulmão colaba.

---

*N.R.T.: Essa estrutura não é mencionada na Terminologia Anatômica.

4.1 Órgãos torácicos *in situ*

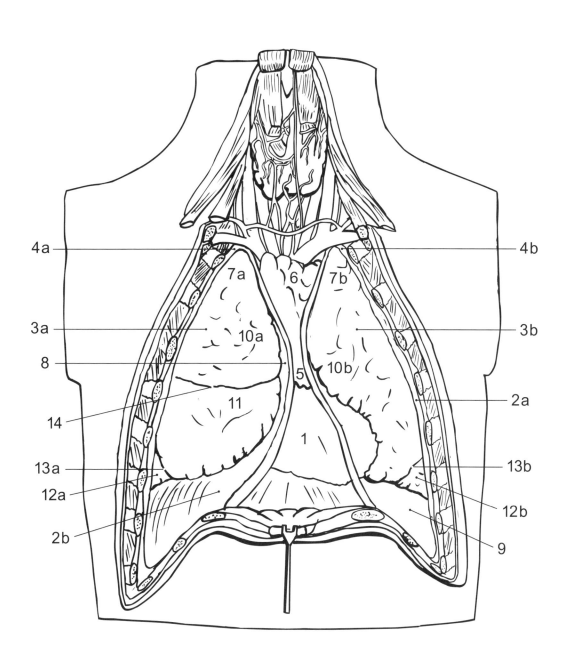

Figura 4.1

4.2 Coração

O coração tem formato de um cone. Sua base aponta para cima à direita, enquanto o **ápice do coração (1)** volta-se para baixo e para a frente à esquerda. A superfície do coração é coberta pela lâmina visceral do pericárdio seroso (epicárdio), que se estende até os grandes vasos próximos ao coração. O **pericárdio (2)** consiste em pericárdio fibroso e pericárdio seroso. O pericárdio fibroso, superficial, é um tecido conjuntivo irregular, denso, resistente e inelástico. O pericárdio seroso, mais profundo, é uma membrana mais fina e mais delicada que forma uma dupla camada, circundando o coração. A camada parietal, mais externa, funde-se ao pericárdio fibroso. A camada visceral, mais interna, também chamada epicárdio, adere fortemente à superfície do coração.

Vista anterior. Na vista anterior, reconhece-se a **face esternocostal (3)** do coração. Ela é formada essencialmente pelo ventrículo direito e por uma parte pequena do ventrículo esquerdo. O limite entre os ventrículos é caracterizado na superfície externa pelo sulco interventricular anterior. Nesse sulco, corre o **ramo interventricular anterior (4)** da A. coronária esquerda.

A partir do ventrículo direito, o **tronco pulmonar (5)** ascende para a esquerda; ele se divide já fora do pericárdio em **artéria pulmonar direita (6a)** e **artéria pulmonar esquerda (6b)**.

A **parte ascendente da aorta (7)** emerge do ventrículo esquerdo, que nessa vista está amplamente encoberta. Fora do pericárdio, ela continua no **arco da aorta (8)**; a partir deste, originam-se o **tronco braquiocefálico (9)**, a **artéria carótida comum esquerda (10)** e a **artéria subclávia esquerda (11)**, que irrigam os membros superiores e a cabeça.

Entre o arco da aorta e o tronco pulmonar, se estende o **ligamento arterioso (12)**. Ele é um resquício do ducto arterial (de Botallo), que no feto conecta as circulações pulmonar e sistêmica. O limite entre os ventrículos e os átrios forma o sulco coronário. Nele corre, entre outras, a **artéria coronária direita (13)** com a **veia cardíaca parva (14)**. O **átrio direito (15)** forma a margem direita do coração e com a **aurícula do átrio direito (15a)** alcança anteriormente a parte ascendente da aorta. Superiormente, a **veia cava superior (16)** desemboca no átrio direito. A partir do átrio esquerdo, pode ser visualizada nessa projeção apenas a **aurícula do átrio esquerdo (17a)**, que alcança a superfície anterior entre o ventrículo esquerdo e o tronco pulmonar.

Vista posterior. Na vista posterior, observa-se a **face diafragmática (18)** do coração. Ela é formada essencialmente pelo ventrículo esquerdo e por uma parte pequena do ventrículo direito. O limite entre os ventrículos representa o sulco interventricular posterior, no qual segue o **ramo interventricular posterior (19)** a partir da artéria coronária direita. No limite entre os ventrículos e os átrios, no sulco coronário, correm o **ramo circunflexo (20)** da artéria coronária esquerda e o **seio coronário (21)**, que se origina na veia cardíaca magna e transporta a maior parte do sangue venoso do coração para o átrio direito.

O lado posterior do coração é quase completamente ocupado pelo **átrio esquerdo (17)**. No átrio esquerdo desembocam principalmente quatro **veias pulmonares (22)**. Na margem direita do coração, uma pequena parte do **átrio direito (15)** é visível. Aqui, desembocam a **veia cava superior (16)**, proveniente das partes superiores do corpo, e a **veia cava inferior (23)**, proveniente das partes inferiores do corpo.

Clínica

Um exame simples para avaliar as dimensões e a forma do coração é a **radiografia do tórax em incidência posteroanterior**. Assim, é importante conhecer as estruturas que formam os contornos das bordas do coração na radiografia. Do lado direito, estão na sequência superoinferior: a V. cava superior e o átrio direito; no lado esquerdo: o arco da aorta, o tronco pulmonar, a aurícula do átrio esquerdo e o ventrículo esquerdo. O ventrículo direito e o átrio esquerdo podem ser avaliados pela incidência lateral (perfil) das radiografias do tórax.

4.2 Coração

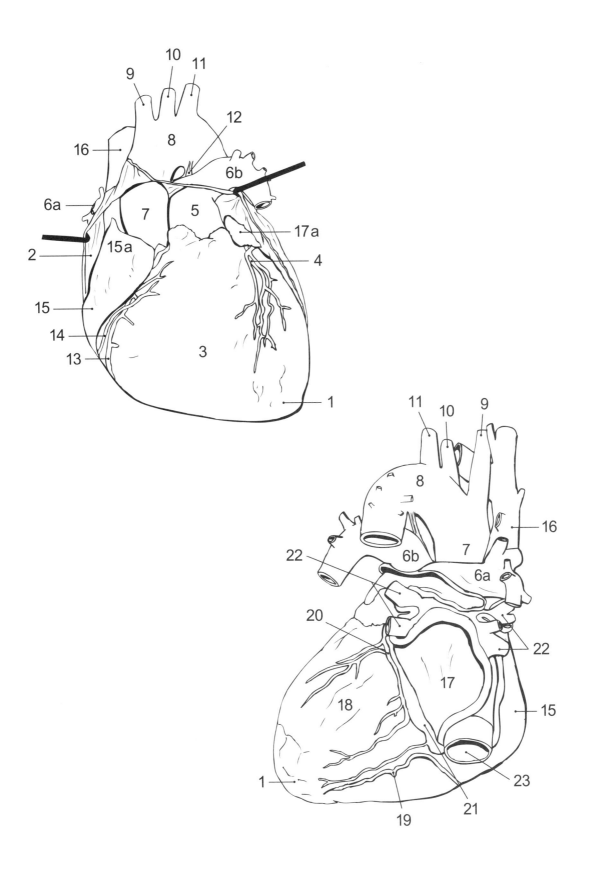

Figura 4.2

4.3 Espaços internos do coração

Átrio direito e ventrículo direito. No relevo interno do **átrio direito**, podem-se distinguir uma parte de parede lisa e uma parte estruturada.

A **parte estruturada** corresponde à **aurícula do átrio direito (1)** e é definida pelos **músculos pectíneos (2)**, que se projetam como uma malha no lúmen do átrio direito. A aurícula do átrio direito representa a parte mais antiga do desenvolvimento deste.

A **parte de parede lisa (3)** é integrada posteriormente no átrio direito. Ela se desenvolve do resquício embriológico do corno do **seio venoso**, que, durante o desenvolvimento, une as duas veias cavas. No átrio direito desembocam:
- **Veia cava superior (4)**, superiormente
- **Veia cava inferior (5)**, inferiormente.

O fluxo de sangue da veia cava inferior é conduzido pela **valva (6)** dessa veia para o forame oval no feto. Essa circulação fetal ocorre entre os átrios direito e esquerdo; após o nascimento, o forame oval se fecha, formando uma depressão, a **fossa oval (7)**, que pode ser reconhecida no coração do adulto. Ela é margeada por uma protuberância marginal, o **limbo da fossa oval (8)**. Na circulação fetal, a valva da veia cava inferior direciona o sangue rico em oxigênio da veia cava inferior através do forame oval para o átrio esquerdo e adiante para a circulação pulmonar.

No átrio direito, observa-se também a confluência do **seio coronário (9)**, que coleta a maior parte do sangue venoso do coração.

No limite para o **ventrículo direito**, encontra-se a **valva atrioventricular direita (= valva tricúspide, 10a-c)**, que consiste em três cúspides ou válvulas:
- **Cúspide anterior (10a)**
- **Cúspide posterior (10b)**
- **Cúspide septal (10c)**.

Inserem-se nas válvulas, através de tendões finos, as **cordas tendíneas (11)**:
- **Músculo papilar anterior (12a)**
- **Músculo papilar posterior (12b)**
- **Músculo papilar septal (12c)**.

O músculo papilar septal é frequentemente formado apenas de forma tênue. Os músculos papilares impedem que, durante a sístole ventricular, as válvulas no átrio direito voltem a se dobrar, assegurando assim a estanqueidade da valva atrioventricular direita. No lúmen ventricular, reconhecem-se as colunas em forma de malha do músculo cardíaco, as **trabéculas cárneas**.

Ventrículo esquerdo. A parede interna do ventrículo esquerdo, também estruturada por trabéculas cárneas, é significativamente mais espessa que a do ventrículo direito, devido ao gradiente de pressão predominante.

No limite entre o átrio e o ventrículo esquerdos, encontra-se a **valva atrioventricular esquerda (= valva mitral, 13a e 13b)**, que consiste em duas válvulas:
- **Válvula anterior (13a)**
- **Válvula posterior (13b)**.

Nessas válvulas inserem-se, através das **cordas tendíneas (11)**, os **músculos papilar anterior (14a)** e **papilar posterior (14b)**.

Na área de saída dessa via, o ventrículo esquerdo é fechado pela **valva semilunar aórtica (= valva da aorta segundo a Terminologia Anatômica, 15a-15c)** em direção à **parte ascendente da aorta (16)**. Essa valva é composta de:
- **Válvula semilunar esquerda (15a)**
- **Válvula semilunar posterior (15b)**
- **Válvula semilunar direita (15c)**.

Acima das válvulas semilunares direita e esquerda, observam-se as saídas das artérias coronárias direita e esquerda.

Notas

Existem quatro valvas no coração, que estão localizadas entre as câmaras internas do coração. Elas consistem em dobras do endocárdio e são abertas e fechadas passivamente pelas diferenças de pressão predominantes entre átrios e ventrículos ou entre os ventrículos e as artérias próximas ao coração.

4.3 Espaços internos do coração

Valva	Tipo	Localização	Característica
Valva tricúspide	Atrioventricular	Átrio direito → ventrículo direito	Três cúspides (anterior, posterior, septal)
Valva pulmonar	Semilunar	Ventrículo direito → tronco pulmonar	Três semilunares (esquerda, direita, anterior)
Valva bicúspide	Atrioventricular	Átrio esquerdo → ventrículo esquerdo	Duas cúspides (anterior, posterior)
Valva da aorta	Semilunar	Ventrículo esquerdo → aorta ascendente	Duas semilunares (esquerda, direita, posterior)

Clínica

Devido a um mau desenvolvimento do coração, pode haver um forame oval pérvio também após o nascimento. O gradiente de pressão resulta em fluxo sanguíneo do átrio esquerdo para o direito. Como consequência, o ventrículo direito e a circulação pulmonar ficam sobrecarregados com o volume sanguíneo adicional e, ao longo do tempo, desenvolvem alterações patológicas irreversíveis do coração direito e dos vasos pulmonares.

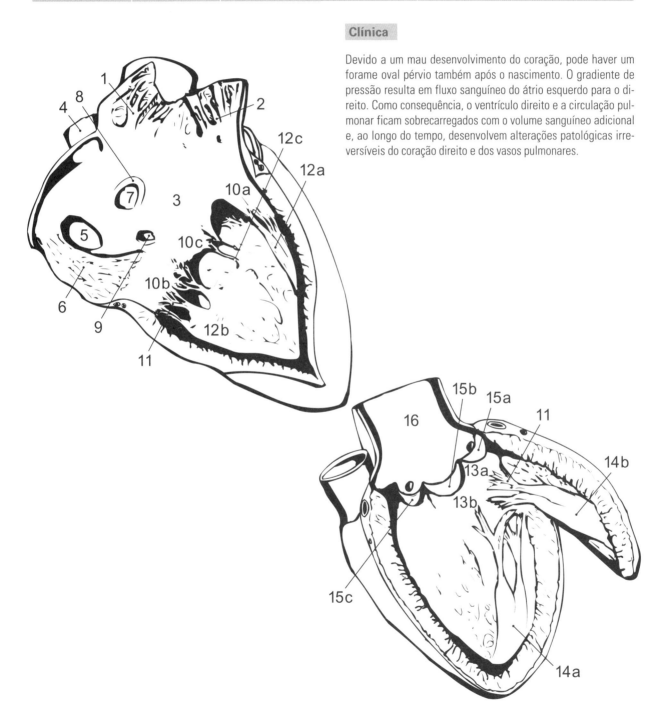

Figura 4.3

4.4 Artérias coronárias

O coração supre as **artérias coronária direita (1)** e **coronária esquerda (2)** com sangue. Ambas as artérias têm origem na parte ascendente da aorta. Elas surgem imediatamente acima das **válvulas semilunares direita (3)** e **esquerda (4)** da valva da aorta.

Artéria coronária direita. A artéria **coronária direita (1)** segue em um arco ao longo do limite entre o átrio direito e o ventrículo direito no **sulco coronário** na face diafragmática do coração. Ela distribui os **ramos ventricular direito (1a)** e **marginal direito (1b)** para o ventrículo direito. Além disso, supre, via **ramos atriais (1c)**, grande parte do átrio direito. Na face diafragmática, ela vira do sulco coronário para o interventricular posterior e termina aqui como **ramo interventricular posterior (1d)**, que irriga a face diafragmática do ventrículo direito, parte do ventrículo esquerdo e, através dos ramos septais posteriores, a parte posterior do septo interventricular.

Artéria coronária esquerda (2). Forma um tronco curto que se localiza entre a aurícula do átrio esquerdo e o tronco pulmonar, que logo depois se divide em:
- **Ramo interventricular anterior (2a):** segue no sulco de mesmo nome na direção do ápice do coração e supre uma pequena parte do ventrículo direito, as partes do ventrículo esquerdo na região da face esternocostal e, via ramos septais anteriores, a maior parte do septo interventricular
- **Ramo circunflexo (2b):** segue no sulco coronário em um arco para a face diafragmática e se ramifica no seu curso em um ramo para o átrio esquerdo (não mostrado). O ventrículo esquerdo é irrigado pelos **ramos marginal esquerdo (2c)** e **posterior do ventrículo esquerdo (2d)**.

Notas

A extensão, assim como o padrão de ramificação das artérias coronárias, apresenta variabilidade. A irrigação da face diafragmática e do septo interventricular pode ocorrer preferencialmente a partir da A. coronária direita ou esquerda. Dependendo da área irrigada, é possível diferenciar um tipo de irrigação balanceada de um tipo para a direita ou para a esquerda.

Clínica

Na realidade, as artérias coronárias exibem as menores anastomoses, mas, do ponto de vista funcional, elas devem ser consideradas artérias terminais. As oclusões completas ou parciais de um ramo da A. coronária não podem ser compensadas por outros ramos, resultando assim em hipoperfusão ou necrose do músculo cardíaco. Clinicamente, manifesta-se como **angina de peito** ou **infarto agudo do miocárdio (IAM)**.
Se a A. coronária direita, o ramo interventricular anterior e o ramo circunflexo forem estenosados ao mesmo tempo, esse quadro é chamado de **doença triarterial**.*

---

*N.R.T.: O ramo interventricular posterior (conhecido na prática clínica como artéria descendente posterior) pode ser originário do ramo circunflexo das artérias coronárias esquerda e/ou direita, e irriga a parede posterior do ventrículo esquerdo. A parede posterior não é representada no eletrocardiograma clássico de 12 derivações, mas é possível encontrar a chamada *imagem em espelho* dessa parede, ou seja, fenômenos que ocorrem na parede posterior podem ser visualizados de forma invertida na parede anterior.

4.4 Artérias coronárias

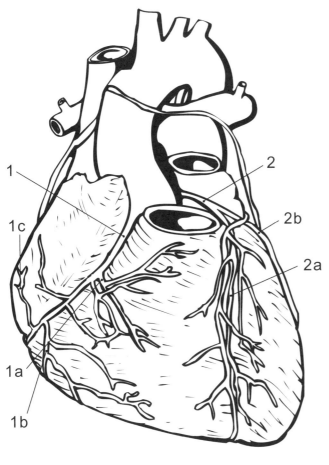
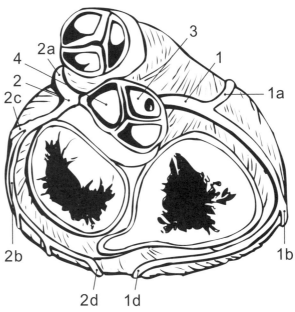

Figura 4.4

4.5 Pulmões

Os **pulmões (direito e esquerdo)** são recobertos pela **pleura visceral** e preenchem mais ou menos a respectiva **cavidade pleural**, dependendo da respiração. Em tamanho e formato, os pulmões se ajustam à cavidade pleural e aos órgãos vizinhos, de modo que as impressões das estruturas vizinhas podem ser reconhecidas nos pulmões fixados.

Pulmão direito. O pulmão direito (figura superior) consiste em três lobos:
- **Lobo superior (Ia)**
- **Lobo médio (II)**
- **Lobo inferior (IIIa)**.

Os lobos pulmonares são separados um do outro por fissuras que chegam próximo ao **hilo do pulmão (IVa)**, as quais permitem deslocamento dos lobos uns contra os outros conforme a respiração. A **fissura oblíqua (1a)** separa o lobo inferior dos dois lobos restantes do pulmão direito. A **fissura horizontal do pulmão direito (2)** divide os lobos superior e médio.
Independentemente da divisão de lobos, podem-se distinguir três faces nos pulmões:
- **Face costal (3a)**, voltada para as costelas
- **Face mediastinal (4a)**, que entra em contato com o mediastino
- **Face diafragmática (5a)**, que repousa sobre o diafragma.

O **lobo superior (Ia)** forma a ponta arredondada do pulmão (**ápice do pulmão, 6a**), que está *in situ* na fossa supraclavicular maior. O **lobo médio (IIa)** é direcionado essencialmente para a frente do corpo, enquanto o **lobo inferior (IIIa)** repousa sobre o diafragma e as partes posteriores das costelas. Na região do **hilo do pulmão (IVa)**, os vasos pulmonares e o brônquio principal entram nos pulmões e formam a **raiz do pulmão**.
O **brônquio principal direito (7)** encontra-se na parte posterior mais afastada do hilo pulmonar direito. A **A. pulmonar direita (8)**, que na figura já se dividiu em seus ramos, é anterior ao brônquio principal e encontra-se na mesma altura deste. As **veias pulmonares direitas (9)** estão abaixo da artéria e diagonalmente abaixo do brônquio principal. O hilo do pulmão é delimitado pela **dobra (10a)** da pleura parietal, que aqui se funde à pleura visceral. Abaixo das estruturas do hilo, forma-se o **ligamento pulmonar (11a)**.

Pulmão esquerdo. O pulmão esquerdo (figura inferior) consiste em apenas dois lobos:
- **Lobo superior (Ib)**
- **Lobo inferior (IIIb)**.

Não existe lobo médio. Os lobos superior e inferior são separados entre si pela **fissura oblíqua (1b)**. O pulmão esquerdo também apresenta uma **face costal (3b)**, uma **face mediastinal (4b)** e uma **face diafragmática (5b)**.
O **lobo superior** forma o **ápice do pulmão (6b)** e localiza-se em grande parte no mediastino e nas porções anteriores das costelas. A face mediastinal é pressionada pelo coração em uma **impressão cardíaca (12)** profunda, por onde se desenvolve uma projeção em forma de língua, a **língula do pulmão esquerdo (13)**, na extremidade inferior do lobo superior.
O **lobo inferior** repousa sobre o diafragma e faz limite com as faces posteriores das costelas. As **estruturas do hilo (IVb)** do pulmão esquerdo apresentam disposição diferente da do pulmão direito: o **brônquio principal esquerdo (14)** fica mais posteriormente e mais inferior à **artéria pulmonar esquerda (15)**. As **veias pulmonares esquerdas (16)** localizam-se anterior e inferiormente ao brônquio principal. O hilo do pulmão esquerdo envolve a **inflexão mesentérica (10b)** das pleuras parietal e visceral, que continua inferiormente como **ligamento pulmonar (11b)**.*

Notas

Pulmão direito	Lobos: superior, médio e inferior	No hilo, o brônquio principal e a artéria pulmonar localizam-se no mesmo nível
Pulmão esquerdo	Lobos: superior e inferior	A artéria pulmonar encontra-se no hilo em posição superior ao brônquio principal

---

*N.R.T.: O ligamento pulmonar nada mais é do que um dobramento mesentérico da pleura que se estende entre as porções inferiores da superfície mediastinal do pulmão e o pericárdio. Logo acima do diafragma, o ligamento pulmonar termina em uma lâmina falciforme livre. Sua função é manter a parte inferior do pulmão posicionada.

4.5 Pulmões

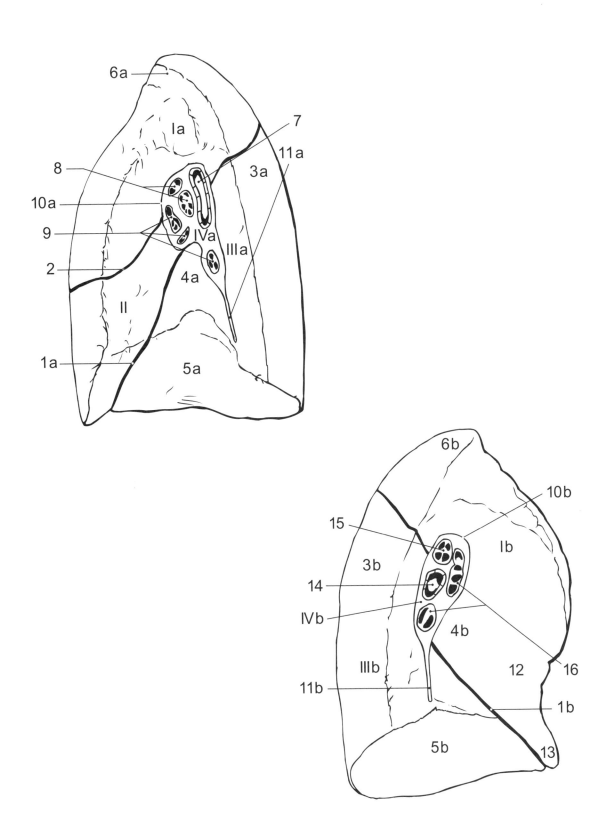

Figura 4.5

4.6 Mediastino, vista da direita

Removendo-se as costelas do lado direito, a pleura parietal e o pulmão direito, pode-se observar o mediastino pela direita. O **diafragma (1)** cupuliforme limita a cavidade torácica inferiormente. O **timo (2)** e o **pericárdio (3)** estão localizados no mediastino anterior e são limitados pelo esterno e pelas faces anteriores das costelas.

Hilo do pulmão. Após a remoção dos pulmões, observam-se as estruturas do **hilo do pulmão direito (4):**
- **Brônquio principal direito (5)**
- **Artéria pulmonar direita (6)** localizada no mesmo nível
- Inferiormente a esta, as **veias pulmonares direitas (7)**.

Abaixo do hilo, a dobra da pleura continua como **ligamento pulmonar (8)**.

Nervo frênico, nervo vago e tronco simpático. O **nervo frênico (9)** segue anteriormente ao hilo do pulmão. Ele começa no plexo cervical, segue em sentido descendente no tórax e supre o pericárdio, a pleura parietal mediastinal e o diafragma.
Posteriormente ao hilo do pulmão, corre o **nervo vago (NC X) (10)**. Logo após sua entrada na abertura superior do tórax, ele origina o **nervo laríngeo recorrente (11)** na laringe. Mais abaixo, supre o **esôfago (12)** no mediastino posterior e forma a partir dele um plexo com o nervo vago do lado oposto. Com o esôfago, o nervo vago segue finalmente para a cavidade abdominal através do diafragma e emite, nesse trajeto, numerosos ramos pequenos para a inervação parassimpática das vísceras torácicas. Mais posteriormente, o **tronco simpático (13)** apresenta trajeto paravertebral. Dos seus gânglios, as fibras nervosas passam para os nervos, por exemplo, os **nervos intercostais (14)**, e para a inervação simpática dos órgãos torácicos. Mesmo antes de sua passagem pelo diafragma, já se ramifica nos **nervos esplâncnico maior (15)** e **esplâncnico menor (16)**. Ambos atravessam o diafragma separados do tronco simpático e seguem para os gânglios pré-vertebrais, que fornecem inervação simpática para os órgãos abdominais.

Veia ázigo. No mediastino posterior, do lado direito, corre a **veia ázigo (17)**. Ela incorpora, entre outras características, as **veias intercostais (18)** e, acima do hilo do pulmão, faz uma curva reversa. Finalmente, perto do coração, desemboca na **veia cava superior (19)**.

4.6 Mediastino, vista da direita

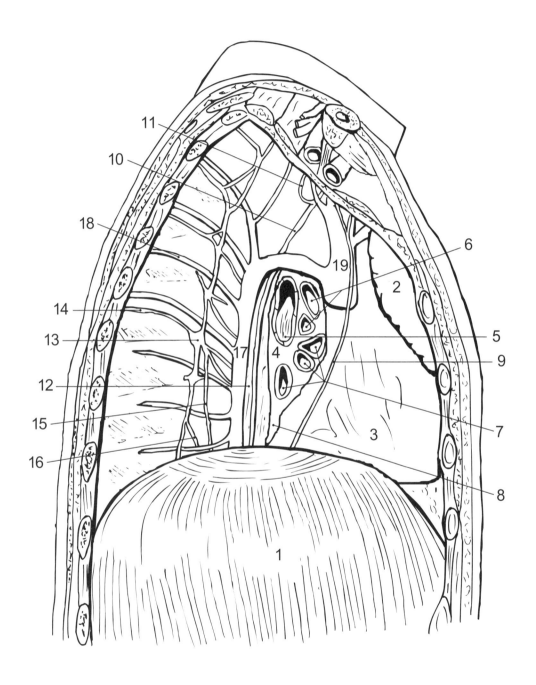

Figura 4.6

81

4.7 Mediastino, vista da esquerda

Removendo-se as costelas do lado esquerdo, a pleura parietal e o pulmão esquerdo, pode-se observar o mediastino pela esquerda. O **diafragma (1)** cupuliforme limita a cavidade torácica inferiormente. O **timo (2)** e o **pericárdio (3)** estão localizados no mediastino anterior e limitados pelo esterno e pelas faces anteriores das costelas.

Hilo do pulmão. Após a remoção dos pulmões, observam-se as estruturas do **hilo do pulmão esquerdo:**
- **Brônquio principal esquerdo (4)**
- **Artéria pulmonar esquerda (5)** localizada mais superiormente
- Anteriormente e abaixo do brônquio principal, as **veias pulmonares esquerdas (6)**.

Nervo frênico, nervo vago e tronco simpático. O **nervo frênico (7)** segue ventralmente ao hilo do pulmão. Ele se origina no plexo cervical, segue em sentido descendente no tórax e supre o pericárdio, a pleura parietal mediastinal e o diafragma. Dorsalmente ao hilo pulmonar, corre o **nervo vago (NC X) (8)**. Em direção descendente, ele se une no mediastino posterior ao **esôfago (9)** e forma a partir dele um plexo com o nervo vago do lado oposto. Com o esôfago, ele segue finalmente para a cavidade abdominal através do diafragma. O nervo vago emite, nesse trajeto, numerosos ramos pequenos para a inervação parassimpática das vísceras torácicas.

Mais posteriormente, o trajeto do **tronco simpático (10)** é paravertebral. Dos seus gânglios, as fibras nervosas passam para os nervos periféricos, por exemplo, os **nervos intercostais (11)**, e para a inervação simpática dos órgãos torácicos. Mesmo antes de sua passagem pelo diafragma, já se ramifica nos **nervos esplâncnico maior (12)** e **esplâncnico menor (13)**. Ambos atravessam o diafragma separados do tronco simpático e seguem para os gânglios pré-vertebrais, que inervam simpaticamente os órgãos abdominais.

Parte torácica da aorta. O **arco da aorta (14a)** segue da parte direita anterior para a face posterior direita. Com isso, ele se localiza diretamente acima do hilo do pulmão esquerdo e continua como **parte descendente da aorta (14b)** no mediastino posterior. Ainda no arco da aorta, se ramifica nas **artérias carótida comum esquerda (15)** e **subclávia esquerda (16)**. A aorta descendente origina as **artérias intercostais (p. ex., 17)**. Deslocando-se no mediastino posterior, a parte descendente da aorta acaba atravessando o diafragma (hiato aórtico).

V. hemiázigo. No mediastino posterior, do lado esquerdo, segue a **veia hemiázigo (18)**, que recebe sangue das veias intercostais posteriores e se curva, na altura das vértebras T VII a T X, posteriormente à parte descendente da aorta para o lado direito. Nesse ponto, ela continua acima na **veia hemiázigo acessória (19)**, que coleta sangue dos espaços intercostais superiores e desemboca na veia braquiocefálica esquerda ou apresenta conexão direta com a **veia cava superior (20)**. A V. hemiázigo desemboca no mediastino posterior na veia ázigo.

4.7 Mediastino, vista da esquerda

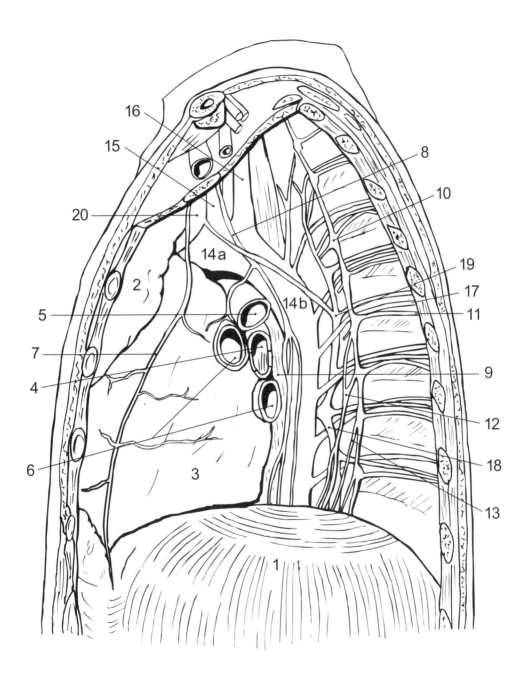

Figura 4.7

4.8 Mediastino posterior, vista anterior I

Removendo-se as costelas, o esterno, o timo, os pulmões, o coração e as túnicas serosas, podem-se observar as estruturas do mediastino superior e do mediastino inferior posterior.

Traqueia. A **traqueia (1)** penetra na abertura superior do tórax a partir do espaço visceral do pescoço. Sua bifurcação, a **bifurcação da traqueia (2)**, localiza-se na altura do corpo da vértebra T IV. Da traqueia, emergem os **brônquios principais direito e esquerdo (3a e 3b)**. O brônquio principal direito tem um lúmen um pouco maior que o esquerdo e se desvia da traqueia lateralmente com menos intensidade.

Esôfago. Inicialmente encoberto pela traqueia, o **esôfago (4)** torna-se visível após a bifurcação da traqueia. Nessa área, ele está em contato com a parede posterior do pericárdio e, portanto, na vizinhança imediata do átrio esquerdo. Com o esôfago, correm, no mediastino posterior inferior, os dois **nervos vagos (NC X) (5a e 5b)**.

Logo após atravessarem a abertura superior do tórax, os nervos vagos emitem os ramos nervos laríngeos recorrentes para a laringe. O **nervo laríngeo recorrente direito (6a)** curva-se, nesse trajeto, para a direita na **artéria subclávia direita (7**, aqui parcialmente removida), enquanto o **nervo laríngeo recorrente esquerdo (6b)** retorna acima passando pelo **arco da aorta (8a)**. Ambos os nervos vagos trocam fibras entre si e formam assim o **plexo esofágico (9)** a partir do esôfago. O esôfago e os nervos vagos atravessam o **diafragma (10)** pelo hiato esofágico. Os nervos vagos se ramificam imediatamente abaixo do diafragma em **ramos gástricos anteriores (5c)** para o **estômago (11)** e então, em seu trajeto posterior, também são responsáveis pela inervação parassimpática dos órgãos abdominais remanescentes.

Aorta. A parte torácica da aorta começa no ventrículo esquerdo com a parte descendente da aorta, que aqui foi removida com o coração. Essa parte da aorta continua no **arco da aorta (8a)**, do qual emergem o **tronco braquiocefálico (12)**, as **artérias carótida comum esquerda (13)** e **subclávia esquerda (14)**. O arco da aorta então se curva inferiormente e assim vem repousar sobre o **brônquio principal esquerdo (3b)**. Como continuação do arco da aorta, a **parte descendente da aorta (8b)** corre um pouco para a esquerda em relação à linha mediana, descendo no mediastino posterior inferior. Ela atravessa o diafragma na região do hiato aórtico.

Tronco simpático. Em ambos os lados, corre paravertebral o **tronco simpático (15a e 15b)**. Ao longo de seu trajeto, emite fibras para os nervos periféricos, tais como os **nervos intercostais (16)**, e para a inervação simpática dos órgãos torácicos.

Clínica

É possível localizar o esôfago após a bifurcação da traqueia do lado posterior do coração e, portanto, do átrio esquerdo. Para ilustrar o tamanho deste, pode-se utilizar uma **radiografia de tórax (incidência lateral ou perfil)** com agente de contraste radiográfico administrado por via oral (bário). Deslocamento do esôfago preenchido com o agente de contraste indica aumento patológico do átrio esquerdo. Além disso, é possível realizar ecocardiograma transesofágico.

4.8 Mediastino posterior, vista anterior I

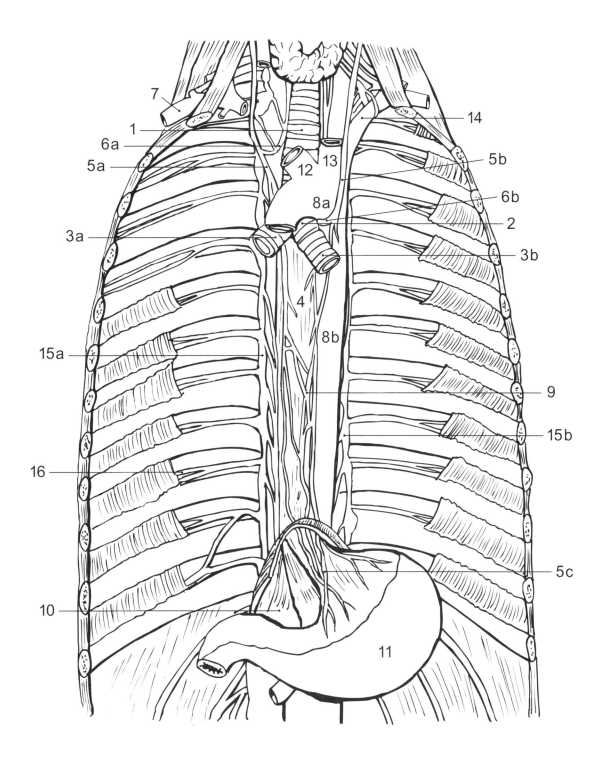

Figura 4.8

4.9 Mediastino posterior, vista anterior II

As estruturas localizadas mais posteriormente em relação ao mediastino posterior inferior tornam-se visíveis quando se ressecam as partes torácica e abdominal do **esôfago (1)**.

Ducto torácico. Entre a **parte descendente da aorta (2)** e a coluna vertebral, torna-se visível o **ducto torácico (3)**, que é um vaso linfático grande formado por válvulas. Ele se origina imediatamente abaixo do **diafragma (4)** a partir da cisterna do quilo (não visível) e drena a linfa da metade inferior do corpo e dos órgãos abdominais para o ângulo venoso esquerdo entre as veias subclávia esquerda e jugular interna esquerda. Seu nome em alguns idiomas, como o alemão (*Milchbrustgang*), remete ao leite por causa da cor turva leitosa, causada pela gordura dietética transportada pela linfa. A posição do ducto torácico entre a parte descendente da aorta e a coluna vertebral leva à sua compressão pelas ondas de pulso que passam pela aorta. Além disso, o sistema de válvula no ducto torácico impulsiona o fluxo linfático direcionado superiormente.

Veias ázigo e hemiázigo. Um pouco à direita da linha mediana, pode-se ver a **veia ázigo (5)**. Ela coleta o sangue venoso dos espaços intercostais direitos e corre em forma de arco sobre o **brônquio principal direito (6)** para a veia cava superior. Na altura dos corpos das vértebras T VII a T X, a **veia hemiázigo (7)** vinda da esquerda desemboca na veia ázigo.

Tronco simpático. No lado direito, pode ser visto o **tronco simpático (8)**. Ele origina medialmente, entre o 6º e o 9º gânglio torácico, o **nervo esplâncnico maior (9)** e, do 10º ao 11º gânglio torácico, o **nervo esplâncnico menor (10)**. Os nervos esplâncnicos descem principalmente via ramos diafragmáticos mediais para o abdome. Lá eles terminam nos gânglios simpáticos pré-vertebrais, que são responsáveis pela inervação simpática dos órgãos abdominais. A retirada do estômago torna visível o ponto de passagem, o **hiato aórtico (11)** no diafragma, através do qual a **parte descendente da aorta (2)** penetra na cavidade abdominal.

4.9 Mediastino posterior, vista anterior II

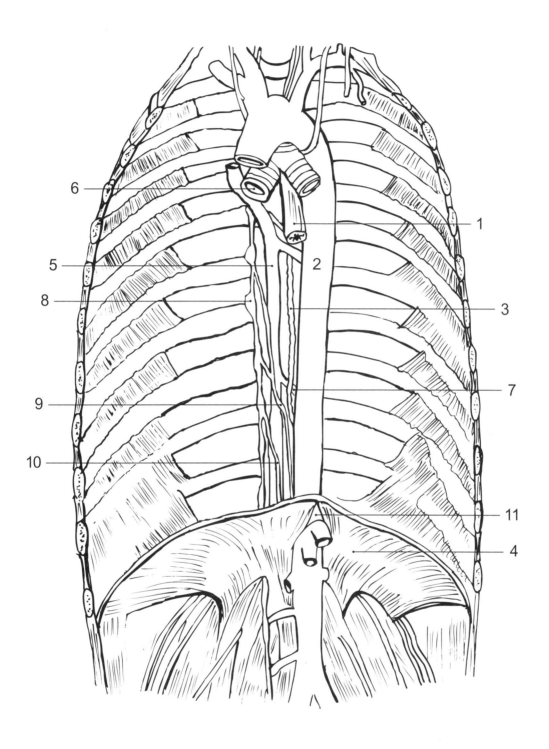

Figura 4.9

4.10 Diafragma, vista inferior

O diafragma é o músculo respiratório mais importante e é suprido pelo nervo frênico; separa o tórax da cavidade abdominal como uma camada muscular cupuliforme. De acordo com a origem do diafragma, três partes podem ser distinguidas:
- **Parte lombar (1a-d)**
- **Parte costal (2)**
- **Parte esternal (3)**.

As três partes convergem no ponto mais alto da cúpula diafragmática no **centro tendíneo (4)** de tecido conjuntivo. No diafragma, encontram-se as aberturas que possibilitam a passagem de estruturas do tórax para a cavidade abdominal e vice-versa.

Parte lombar. A **parte lombar (1a-d)** origina-se da coluna vertebral lombar e de dois arcos de tecido conjuntivo:
- **Ligamento arqueado medial (5a,b)**, que se estende sobre o **músculo psoas (6a e 6b)** (arcada do músculo psoas)
- **Ligamento arqueado lateral (7a,b)**, que faz uma ponte sobre o **músculo quadrado do lombo (8a,b)** (arcada do quadrado).

Em ambos os lados, podem-se distinguir um **pilar medial (1a,b)** e um **pilar lateral (1c,d)**. Os pilares mediais originam-se na coluna vertebral lombar; o pilar medial esquerdo, em geral mais profundamente que o direito. Os **pilares laterais** originam-se nos arcos tendíneos já mencionados. Entre os pilares medial e lateral, em ambos os lados, penetra o **tronco simpático** (não mostrado) pelo diafragma. Através do pilar medial, passam a veia ázigo do lado direito e a veia hemiázigo do lado esquerdo, bem como os nervos esplâncnicos de ambos os lados. As fibras musculares mediais de ambos os pilares mediais seguem superiormente para o **ligamento arqueado mediano (9)** que circunda o **hiato aórtico (10)** rumo à passagem da aorta e do ducto torácico. Anteriormente a este se localiza a abertura para o esôfago e os nervos vagos, o **hiato esofágico (11)**.

Parte costal. A **parte costal (2)** começa nas seis costelas inferiores. Entre a parte lombar e a parte costal, em ambos os lados, existe um espaço sem músculo, o **trígono lombocostal (12a,b)**.

Parte esternal. A **parte esternal (3)** tem origem na parte posterior do esterno e no folheto posterior da bainha do reto. Entre a parte esternal e a parte costal, permanece, em ambos os lados, um pequeno espaço livre de músculo, o **trígono esternocostal (hiato de Larrey, 13a,b)**, através do qual passam as respectivas artéria e veia torácicas internas do tórax para a bainha do músculo reto do abdome.

Centro tendíneo. O **centro tendíneo (4)** liga as fibras musculares das várias partes do diafragma. Superiormente, o pericárdio repousa no centro tendíneo, fazendo portanto com que o coração se desloque de acordo com a respiração. Na parte direita do centro tendíneo, encontra-se uma abertura, o **forame da veia cava (14)**, para a passagem da veia cava inferior.

Clínica

Através das aberturas do diafragma e de suas áreas livres de músculo, as vísceras abdominais podem herniar para a cavidade torácica. Mais comumente, as **hérnias** ocorrem na região do **hiato esofágico** (hérnia do hiato esofágico) e no **trígono lombocostal** (triângulo de Bochdalek).

4.10 Diafragma, vista inferior

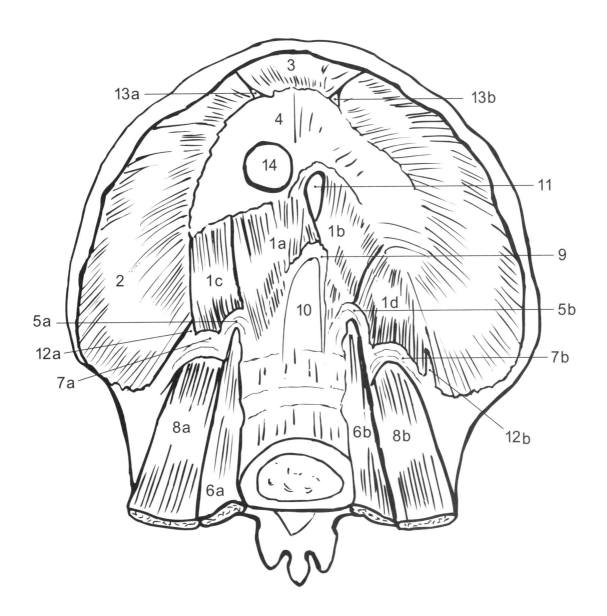

Figura 4.10

5.1 Músculos do abdome

Os músculos do abdome estendem-se da margem inferior do tórax até a margem superior da pelve; eles têm partes retas e oblíquas. A tensão cruzada dupla possibilita que os músculos abdominais **inclinem e girem o tronco para a frente e para os lados**. Além de possibilitar o movimento da coluna vertebral, a contração dos músculos do abdome aumenta a **pressão intra-abdominal**, que, em caso da abertura da glote, pressiona o diafragma superiormente e pode, assim, causar expiração forçada (tosse). Quando a glote está fechada, o diafragma não consegue se expandir superiormente e, assim, ocorre aumento da pressão intra-abdominal sobre os órgãos abdominais. Durante a micção, a defecação e o trabalho de parto, essa função dos músculos do abdome é importante, já que eles são supridos pelos nervos intercostais inferiores, pelo N. ílio-hipogástrico e pelo N. ilioinguinal do plexo lombar. A parede anterior do abdome é formada por quatro músculos:
- **Músculo reto do abdome (1)**
- **Músculo oblíquo externo do abdome (2)**
- **Músculo oblíquo interno do abdome (3)**
- **Músculo transverso do abdome.**

Músculo reto do abdome. Os dois **músculos retos do abdome (1)** estendem-se perpendicularmente do processo xifoide e as cartilagens das costelas V a VII, descendo para a margem superior do osso púbico e para sínfise púbica. Os Mm. retos do abdome se localizam em uma bainha em forma de aljava, a **bainha do músculo reto do abdome**, que é formada pela aponeurose dos músculos oblíquos do abdome localizados lateralmente e pela fáscia transversal (ver Seção 5.2). Na figura, do lado direito, a lâmina anterior da **bainha do músculo reto do abdome (1a)** foi aberta, de modo a tornar esse músculo visível. O músculo reto do abdome é subdividido em vários ventres musculares por três a quatro **intersecções tendíneas (1b)**. As intersecções tendíneas são unidas à lâmina anterior da bainha do músculo reto do abdome e possibilitam contração por segmento do músculo.
Os músculos retos do abdome realizam a flexão do tronco e atuam na pressão abdominal.

Músculo oblíquo externo do abdome (2). Segue da região posterossuperior e desce obliquamente para a anteroinferior. Suas inserções vêm das costelas VI a XII, interligando-se com a fixação dos **músculos serrátil anterior (4)** e **latíssimo do dorso** (não mostrado). O músculo estende-se até a margem do músculo reto do abdome, que continua como uma aponeurose e forma a **bainha do músculo reto do abdome (1a)**. Inferiormente, o músculo oblíquo externo do abdome segue para a parte anterior da crista ilíaca até a espinha ilíaca anterossuperior, participando da pressão abdominal, bem como da rotação, da flexão e da inclinação do tronco.

Músculo oblíquo interno do abdome (3). Torna-se visível na imagem do lado esquerdo do tronco depois de as fixações do **músculo oblíquo externo do abdome (2a)** serem dissecadas e rebatidas medialmente. As fibras do oblíquo interno do abdome são quase perpendiculares àquelas do oblíquo externo do abdome. Elas projetam-se dorsalmente da fáscia toracolombar e da crista ilíaca até o ligamento inguinal. A parte superior ascende obliquamente até as costelas inferiores. As partes média e inferior continuam como uma **aponeurose (3a)**, que forma uma parte da bainha do reto. A parte mais inferior do músculo oblíquo interno do abdome segue horizontal, ou mesmo obliquamente, em sentido descendente.
O músculo oblíquo interno do abdome atua na pressão abdominal, assim como na rotação, na flexão e na inclinação do tronco. O **músculo cremaster (5)** ramifica-se a partir das fibras mais inferiores do músculo oblíquo interno do abdome. Ele se estende, no funículo espermático, através do canal inguinal até o testículo (ver Seção 5.3).

Músculo transverso do abdome. A localização do músculo transverso do abdome é profunda em relação ao músculo oblíquo interno do abdome e, portanto, não é mostrada aqui. Suas fibras seguem horizontalmente. Ele se insere nas costelas inferiores, na fáscia toracolombar, nos processos transversos das vértebras lombares e na crista ilíaca. Medialmente, ele continua como uma aponeurose, que participa da formação da bainha do músculo reto do abdome. O músculo transverso do abdome atua na pressão abdominal.

Clínica

Em procedimentos cirúrgicos no abdome, tenta-se minimizar o dano na estrutura dos músculos locais, por exemplo, para evitar **hérnias incisionais** posteriores. Na apendicectomia, portanto, os músculos oblíquo externo do abdome e oblíquo interno do abdome, assim como o M. transverso do abdome, são separados no sentido correspondente de suas fibras (**secção alternada**).

5.1 Músculos do abdome

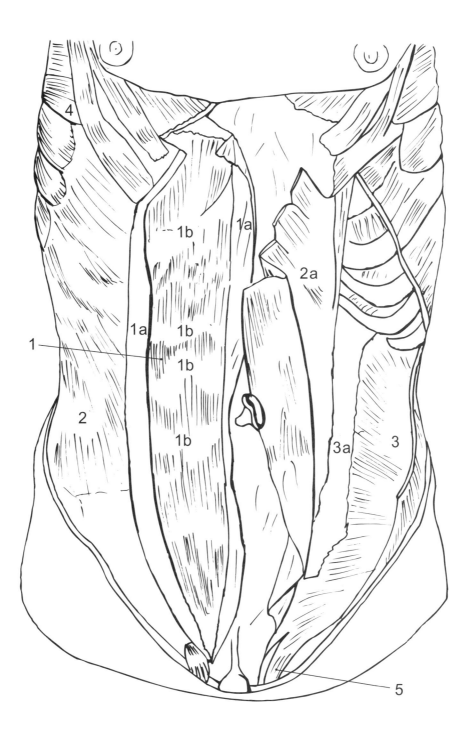

Figura 5.1

5.2 Bainha do músculo reto do abdome

O **músculo reto do abdome (1a-c)** é o antagonista direto do **músculo eretor da espinha (2)**. Os dois músculos retos do abdome se localizam em uma bainha correspondente em forma de aljava (**bainha do músculo reto do abdome**), que é formada pela aponeurose dos músculos do abdome situados lateralmente (oblíquo externo do abdome, oblíquo interno do abdome, transverso do abdome) e pela fáscia transversal. A estrutura da bainha do músculo reto do abdome, entretanto, não é a mesma em todas as partes; na verdade, mostra alterações no sentido superoinferior. A bainha do músculo reto do abdome consiste em uma lâmina anterior e em uma lâmina posterior.

Parte superior da bainha do músculo reto do abdome (A). Está localizada entre os arcos costais. Aqui, a lâmina anterior é formada apenas pela **aponeurose (3a)** do **músculo oblíquo externo do abdome (4a)** e é correspondentemente fina. A lâmina posterior da bainha do reto consiste aqui em fibras musculares do **músculo transverso do abdome (5a)** e da **fáscia transversal (6a)**.

Parte média da bainha do músculo reto do abdome (B). Está aberta aqui no nível da cicatriz umbilical. A lâmina anterior é formada pela **aponeurose (3b)** do **músculo oblíquo externo do abdome (4b)** e pela metade anterior da **aponeurose (7b)** do **músculo oblíquo interno do abdome (8b)**. A lâmina posterior é formada pela metade posterior da **aponeurose (7b)** do músculo oblíquo interno do abdome, pela **aponeurose (9b)** do **músculo transverso do abdome (5b)** e pela **fáscia transversal (6b)**.

Parte inferior da bainha do músculo reto do abdome (C). Encontra-se abaixo da cicatriz umbilical. Aqui se estendem as aponeuroses do **músculo oblíquo externo do abdome (3c)**, do **músculo oblíquo interno do abdome (8c)** e do **músculo transverso do abdome (5c)** completamente anterior ao **músculo reto do abdome (1c)**, formando a lâmina anterior da bainha do reto. A lâmina posterior aqui consiste exclusivamente na **fáscia transversal (6c)**. Na área da transição da parte média para a inferior da bainha do M. reto do abdome, a lâmina posterior torna-se significativamente mais fina. Observando-se na peça anatômica essa região posteriormente ao músculo reto do abdome, a transição torna-se visível e é denominada **linha arqueada**.

Na linha mediana anterior, as aponeuroses dos músculos oblíquos do abdome se interligam e formam a **linha alba (9a-c)**. Esta linha é delgada e larga acima da cicatriz umbilical e, abaixo da cicatriz umbilical, é espessa e estreita.

5.2 Bainha do músculo reto do abdome

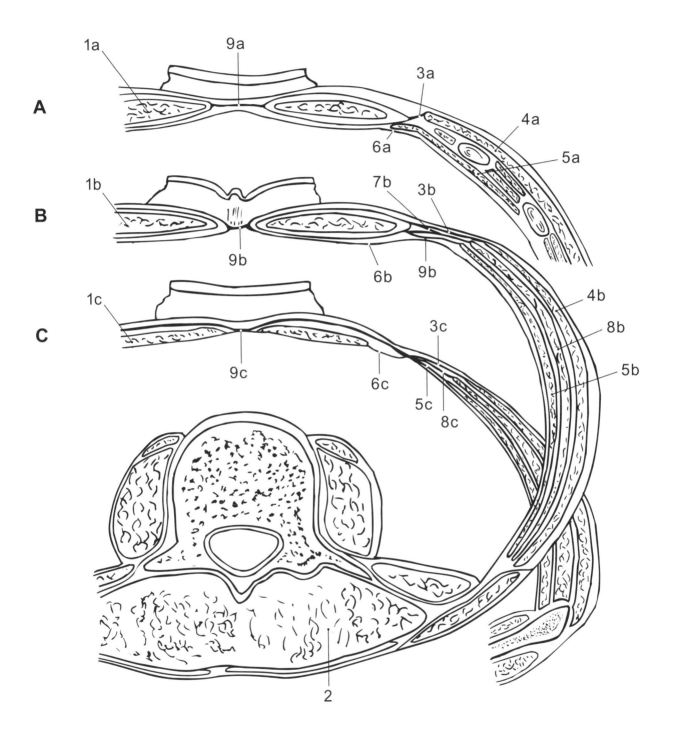

Figura 5.2

5.3 Canal inguinal

Limites do canal inguinal. O **canal inguinal** atravessa a parede do abdome, indo do **anel inguinal profundo (1)** para o **anel inguinal superficial (2)**. O trajeto do canal inguinal é oblíquo, superolateralmente e inferomedialmente, através da parede do abdome. O canal inguinal tem cerca de 4 a 5 cm de comprimento, com dois limites estreitos e dois largos:

- O teto do canal inguinal é formado pela margem inferior do **músculo oblíquo interno do abdome (3)** e pelo **músculo transverso do abdome**
- O assoalho representa o **ligamento inguinal (4)**
- A aponeurose do **músculo oblíquo externo do abdome (5)** forma a parede anterior
- A parede posterior consiste na **fáscia transversal (6)**. Na parede posterior, a artéria epigástrica inferior e a **veia epigástrica inferior (7)** atravessam o canal inguinal.

O canal inguinal constitui um ponto vulnerável anatômico da parede do abdome (ver "Clínica"). Entretanto, pontos vulneráveis específicos, como os anéis inguinais, são adicionalmente reforçados:

- O **anel inguinal profundo** é coberto anteriormente pelas fibras inferiores do músculo oblíquo interno do abdome
- Na região do **anel inguinal superficial**, a parede anterior é particularmente fina. Aqui, a parede posterior é excepcionalmente espessada pela **foice inguinal (8)**.

Túnicas testiculares e conteúdo do canal inguinal. A **descida do testículo (9)** a partir da cavidade abdominal, através do canal inguinal, para o escroto faz com que as camadas da parede do abdome sejam projetadas para fora e formem a **fáscia espermática externa** (antes, **aponeurose do músculo externo do abdome, 10**) e a **fáscia espermática interna** (antes, **fáscia transversal, 11**). Essas fáscias envolvem os testículos e as estruturas no canal inguinal. O peritônio parietal também é invaginado como **processo vaginal do peritônio**, em forma de dedo, no escroto. No entanto, a comunicação com a cavidade peritoneal se fecha subsequentemente, e apenas permanecem no testículo os resíduos remanescentes do processo vaginal do peritônio como túnicas serosas dos testículos, a **lâmina visceral da túnica vaginal do testículo** e a **lâmina parietal da túnica vaginal do testículo (12)**.

As túnicas e as estruturas nelas localizadas (ver tabela) formam, no homem, o **funículo espermático (13)**, dentro do qual está o **ducto deferente (14)**. Ele começa na cauda do epidídimo, atravessa o canal inguinal para as glândulas seminais e, em seguida, com os ductos excretores das glândulas seminais, desemboca na **parte prostática da uretra/ducto ejaculatório**. Graças à sua parede muscular espessa, o ducto deferente é fácil de sentir no escroto como um cordão firme e redondo.

Conteúdo do canal inguinal.

Homem	Mulher
• Ducto deferente **(14)** • Artéria testicular • Artéria do ducto deferente • Artéria cremastérica • Veias (plexo pampiniforme) • Vasos linfáticos • Ramo genital do nervo genitofemoral • Músculo cremaster	• Ligamento redondo do útero • Artéria do ligamento redondo do útero • Veias • Vasos linfáticos • Ramo genital do nervo genitofemoral

Clínica

Em pontos vulneráveis da parede abdominal, especialmente na área do canal inguinal, podem ocorrer hérnias de órgãos do abdome. As hérnias inguinais têm seu anel interno superior ao ligamento inguinal e são divididas da seguinte forma:

- A **hérnia inguinal indireta** utiliza o anel inguinal profundo como orifício interno. Ela se dobra externamente através de um processo vaginal do peritônio pérvio
- A **hérnia inguinal direta** cria seu próprio orifício na parede posterior do canal inguinal.

A A. epigástrica inferior e a VEIA epigástrica inferior formam o limite entre os anéis das hérnias inguinais direta e indireta.

5.3 Canal inguinal

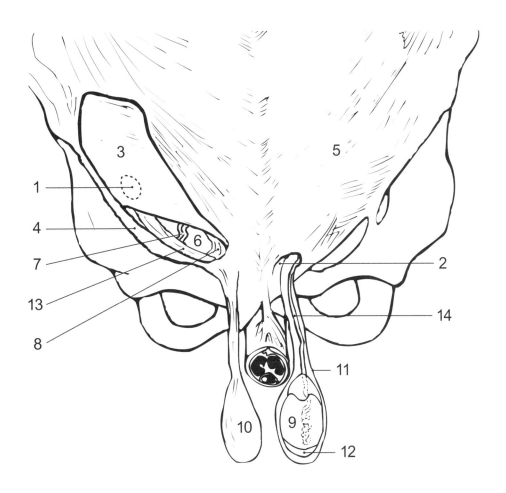

Figura 5.3

5.4 Hérnias inguinais

Durante o desenvolvimento embrionário, o **testículo (1)** desce de sua posição retroperitoneal original no nível do rim e chega ao **escroto (2)** no momento do nascimento. Ao fazê-lo, também extrai partes da parede do abdome, que, como as **fáscias espermáticas interna (3)** e **externa (4)**, envolvem os testículos como bainhas. Em sua entrada na parede do abdome, os **vasos epigástricos inferiores (compostos da artéria e da veia epigástricas inferiores, 5)** se originam lateralmente ao **anel inguinal profundo (6)** e, em sua saída, que é mais medial, ao **anel inguinal superficial (7)**. No meio, o **canal inguinal (8)** em forma de túnel atravessa a parede do abdome de um canal profundo, lateral e cranial para um superficial, medial e caudal. Além dos testículos, ele também contém todas as estruturas que seguem dos testículos ou para eles. Entre elas, estão o **funículo espermático** com o **ducto deferente (9)** e a artéria testicular.

Os anéis inguinais profundo e superficial e o próprio canal inguinal representam **pontos fracos fisiológicos** na parede do abdome, havendo o risco de que os órgãos saiam da cavidade abdominal e terminem no canal inguinal ou mesmo no escroto. Se esse é o caso, trata-se de **hérnia inguinal**, que se apresenta de duas formas.

Hérnias inguinais indiretas laterais (imagem de baixo, à esquerda). Nesse caso, órgãos do abdome, como **alças intestinais (10)** ou partes do omento maior, herniam pelo canal inguinal ou no escroto, seguindo o mesmo caminho feito pelos testículos durante sua descida. Uma hérnia inguinal lateral é favorecida pela persistência de um **processo vaginal do peritônio (11a e b)** aberto. Esta é uma protuberância digitiforme do **peritônio (12a e b**; peritônio parietal) que se forma próximo ao testículo durante a descida testicular e depois, normalmente, se fecha completamente na região do canal inguinal. O **orifício interno** das hérnias inguinais laterais é formado pelo **anel inguinal profundo**, lateral (daí o nome) aos **vasos epigástricos inferiores (5a e b)**. As hérnias inguinais laterais geralmente são **congênitas**.

Hérnias inguinais diretas mediais (imagem de baixo, à direita). Nesse tipo de hérnia inguinal, o **orifício interno** situa-se medialmente aos **vasos epigástricos inferiores (5b)**. Os órgãos do abdome herniados seguem um trajeto direto através da parede do abdome e, ao fazê-lo, projetam suas camadas de parede. Forma-se, então, um **saco herniário (13)** ao redor do órgão protruso. As hérnias inguinais diretas são geralmente **adquiridas** e só podem ocorrer em idade avançada – por exemplo, se houver aumento demasiado da pressão intra-abdominal.

Clínica

As hérnias inguinais podem ficar presas em seu curso, por exemplo, na região do orifício interno (**encarceramento**). Como resultado, a irrigação sanguínea e/ou o transporte posterior do conteúdo intestinal podem ser interrompidos. Isso pode evoluir rapidamente para necrose do órgão herniado e para uma situação potencialmente fatal, exigindo intervenção cirúrgica imediata. As mulheres também têm um canal inguinal, no qual, por exemplo, o ligamento redondo do útero se estende do útero até os grandes lábios. No entanto, em virtude do número e do tamanho das estruturas por onde passa, o canal inguinal nos homens representa um importante ponto fraco na parede do abdome; assim, as hérnias inguinais ocorrem cerca de 9 vezes mais nos homens do que nas mulheres.

5.4 Hérnias inguinais

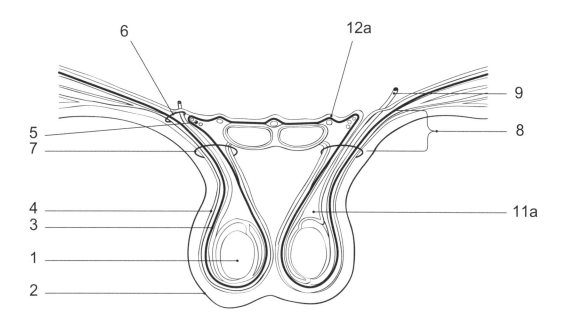

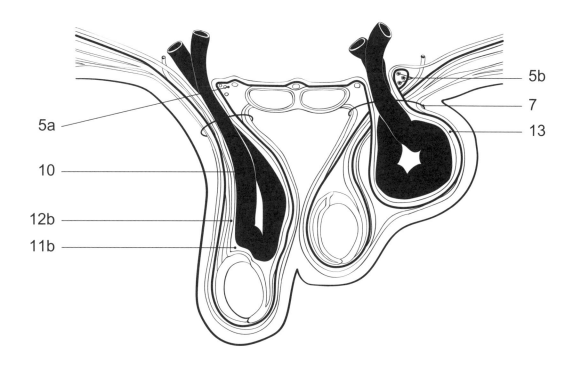

Figura 5.4

5.5 Órgãos da parte superior do abdome *in situ*

Após a remoção da parede anterior do abdome, observam-se os órgãos da parte superior (fígado, baço, pâncreas, estômago). Na porção superior direita, inferior ao diafragma, encontra-se o **fígado (1)**, que aqui foi elevado com ganchos. Na parte inferior desse órgão, localiza-se a **vesícula biliar (2)**. O **estômago (3)** está localizado no abdome superior esquerdo e apresenta:
- **Cárdia (3a)**
- **Fundo gástrico (3b)**
- **Corpo gástrico (3c)**
- **Antro pilórico (3d)**
- **Piloro (3e)**.

O estômago é um órgão intraperitoneal. A **curvatura menor (3f)** aponta para cima, e a **curvatura maior (3g)**, para baixo. Da curvatura maior suspende-se o **omento maior (4)**, que recobre o intestino delgado e o intestino grosso.

Irrigação arterial dos órgãos na parte superior do abdome. Os órgãos da parte superior do abdome são supridos pela primeira ramificação ímpar da parte abdominal da aorta, o **tronco celíaco (5)**, que sai diretamente abaixo da passagem da aorta pelo **diafragma (6)** no sentido descendente. Imediatamente depois, divide-se em seus três ramos:
- A **artéria gástrica esquerda (7)** segue para a curvatura menor do estômago. Ela se ramifica na região da cárdia em ramos menores para o esôfago e, no seu trajeto posterior, na curvatura menor, em ramos maiores para o estômago. Por fim, ela faz anastomose com a **artéria gástrica direita (8)** da **artéria hepática comum (9)**
- A **artéria hepática comum (9)** segue no ligamento hepatoduodenal na direção do sistema porta hepático. Ela se ramifica na pequena **artéria gástrica direita (8)**, que se direciona para o omento menor, na curvatura menor do estômago, e lá faz anastomose com a **artéria gástrica esquerda (7)**. Outro ramo da A. hepática comum é a **artéria gastroduodenal (10)**. Ela desce posteriormente à parte superior do **duodeno (11)** e supre partes do duodeno e da cabeça do pâncreas. A A. gastroduodenal também se ramifica em **artéria gastromental direita (12)**, que segue ao longo da curvatura maior do estômago, emitindo ramos para o próprio estômago e para o omento maior. Como último ramo da artéria hepática comum, a **artéria hepática própria (13)** finalmente entra no sistema porta hepático e irriga o fígado (*vasa privata*). Antes de a artéria hepática própria se dividir em um ramo para o lobo hepático direito e para o lobo hepático esquerdo, ela se ramifica na **artéria cística (14)** para a vesícula biliar
- A **artéria esplênica (15)** segue tortuosa na margem superior do pâncreas para a esquerda, até o baço, que ela supre. Além disso, ela origina numerosos ramos em seu curso para o corpo e a cauda do pâncreas. No hilo esplênico, ramifica-se em **artéria gastromental esquerda (16)**, que se anastomosa na curvatura maior com a artéria gastromental direita.

Fluxo venoso dos órgãos na parte superior do abdome. O sangue venoso dos órgãos na parte superior do abdome flui para a **veia porta (17)**. Ela recebe também o sangue venoso do intestino, segue no ligamento hepatoduodenal e chega, assim, ao sistema porta hepático. A veia porta do fígado possui capilares, de modo que, na área dos órgãos do abdome ímpares, duas redes capilares são conectadas consecutivamente. Como terceira estrutura do ligamento hepatoduodenal, observa-se o **ducto colédoco (18)**. Ele drena a secreção do fígado, a bile, para o duodeno. Por meio do ligamento hepatoduodenal, ele entra posteriormente à parte superior do duodeno na cabeça do pâncreas e finalmente desemboca na parte descendente do duodeno (ver Seção 5.9).

5.5 Órgãos da parte superior do abdome *in situ*

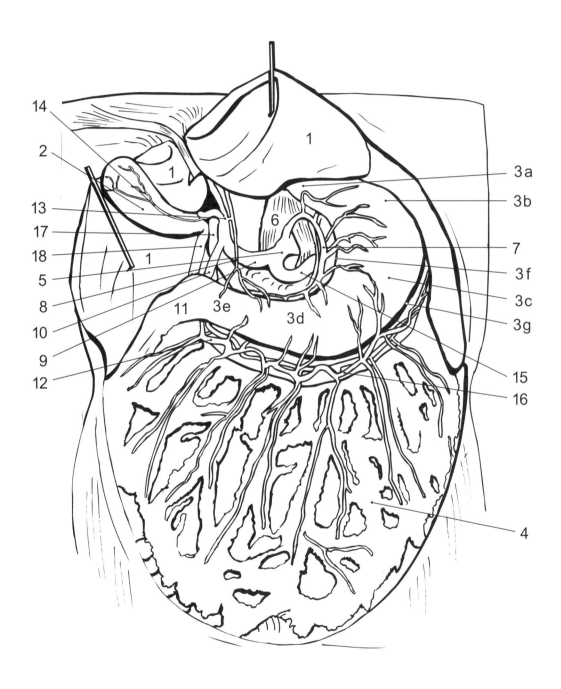

Figura 5.5

99

5.6 Fígado

Localização e condições peritoneais. O fígado é um órgão intraperitoneal localizado na parte superior do abdome à direita sob o **diafragma (1)**; entra em contato com o diafragma na **área nua (2)**. No limite dessa área, o fígado se conecta ao diafragma à direita pelo **ligamento coronário direito (3)** e à esquerda pelo **ligamento coronário esquerdo (4)**. Este termina no **apêndice hepático fibroso (5)**. Em razão da sua posição, o fígado sobe e desce dependendo da respiração e é palpável sob o último arco costal direito durante a inspiração profunda.

Estrutura. A superfície do fígado se diferencia em:
- **Face diafragmática**
- **Face visceral**.

Na **face diafragmática** do fígado, identifica-se a divisão em um **lobo direito (6)** maior e um **lobo esquerdo (7)** menor. Os lobos direito e esquerdo do fígado são separados pelo **ligamento falciforme (8)**, que une o fígado à parede anterior do abdome. Na margem inferior livre do ligamento falciforme, localiza-se o **ligamento redondo do fígado (9)**. Esse ligamento é um resquício da veia umbilical, que corre na circulação embrionária da cicatriz umbilical até o sistema porta hepático.

A **vesícula biliar (10a-c)** é, em grande parte, ocultada anteriormente pelo fígado. Apenas o **fundo da vesícula biliar (10a)** se projeta para além da margem inferior do fígado. Na face visceral, além dos lobos direito e esquerdo, identificam-se também o **lobo caudado (11)** e o **lobo quadrado (12)**. Eles são separados por estruturas arranjadas em forma de "H" do sistema porta hepático, no qual a **veia porta (13)** entra no fígado. A veia porta (*vas publicum*) recebe o sangue venoso do sistema digestório, desde a parte distal do esôfago até o reto, ocorrendo uma segunda capilarização. A **artéria hepática própria** (*vas privatum*) **(14)** entra no sistema porta hepático. Ali ela se divide em **artéria hepática direita (15)** e **A. hepática esquerda (16)**. A artéria hepática direita se ramifica aqui na **artéria cística (17)** para a vesícula biliar.

Vesícula biliar. À direita do sistema porta hepático, visualiza-se a vesícula biliar com suas partes:
- **Fundo (10a)**
- **Corpo (10b)**
- **Colo (10c)**.

O colo da vesícula biliar continua no **ducto cístico (18)**. Este se une ao **ducto hepático (19)** para formar o **ducto colédoco (20)**, que conduz a secreção do fígado, a bile, em direção ao duodeno (ver Seção 5.8). A bile flui para a vesícula biliar pelo ducto cístico, onde é armazenada e liberada novamente quando necessário. Acima da vesícula biliar está a **veia cava inferior (21)**; ela se fixa ao fígado pelo **ligamento da veia cava (22)**.

Circulação fetal. À esquerda do sistema porta hepático, encontram-se o **ligamento redondo do fígado (9)** e o **ligamento venoso (23)**. Esse último, na circulação embrionária, continua como ducto venoso no trajeto da veia umbilical, criando, assim, um curto-circuito no fígado para a veia cava inferior e, por fim, para o átrio direito. Após o nascimento, o ducto venoso se fecha e permanece como ligamento venoso.

Notas

Por um lado, o fígado é um órgão no qual os componentes dos alimentos ingeridos são metabolizados e, por outro, é uma glândula exócrina. As proteínas absorvidas e os carboidratos do sistema digestório são transportados ao fígado pela veia porta, que é capilarizada no fígado uma segunda vez. As gorduras alimentares chegam ao fígado indiretamente pelo ducto torácico (ver Seção 4.9) e pela circulação sistêmica. A secreção do fígado, a bile, é drenada para o duodeno pelo ducto hepático e pelo ducto colédoco.

Clínica

A trombose no território drenado pela veia porta do fígado ou alterações patológicas nesse órgão (como a cirrose hepática) podem obstruir o fluxo sanguíneo para o fígado e através dele, resultando em **hipertensão porta**. O sangue então procura passar por uma circulação colateral ao fígado, por exemplo, na região das veias esofágicas ou nas veias do reto (**anastomose portocava**, ver Seção 6.8).

5.6 Fígado

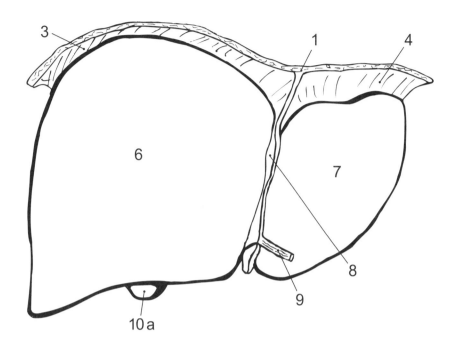

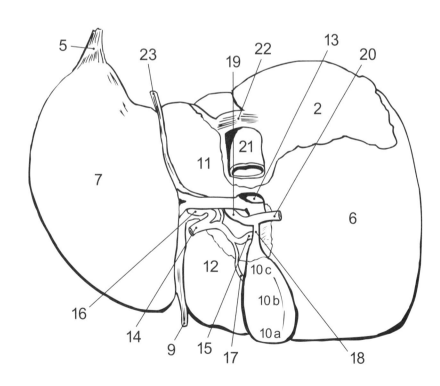

Figura 5.6

101

5.7 Anastomose portocava

O sangue venoso do sistema digestório flui pela **veia porta do fígado (1)** para o **fígado (2)**. A região de fluxo da veia porta do fígado cobre a área da **cárdia do estômago (3)** até o **reto (4)** e também inclui o pâncreas e o baço. A veia porta do fígado é formada pela confluência das **veias mesentéricas superior (5)** e **inferior (6)** e da **veia esplênica (7)**.

Se a resistência vascular no fígado aumentar, ocorrerá o mesmo com a pressão sanguínea na área da veia porta, com o desenvolvimento de hipertensão porta, cuja causa mais comum é a cirrose hepática, por exemplo, devido ao consumo crônico de álcool.

O sangue da veia porta então flui pela via de menor resistência, passando parcialmente pelo fígado e entrando nas **veias cava superior** ou **inferior (8)**. Tais conexões entre a veia porta e a veia cava são chamadas de **anastomoses portocavais**.

- Na região da **cárdia do estômago (3)**, o sangue pode fluir das **veias gástricas curtas (9)** para as **veias esofágicas (10)**. Por fim, chega à **veia cava superior** através das **veias ázigo (11)** e **hemiázigo (12)**. Em virtude do aumento do suprimento sanguíneo, as veias esofágicas se dilatam, com o desenvolvimento de **varizes esofágicas**. As veias extremamente dilatadas abaixo da mucosa esofágica representam um risco clínico, porque podem se romper e causar sangramento potencialmente fatal no esôfago
- Uma segunda anastomose portocava pode se desenvolver na região do **reto (4)**. O sangue flui da área de drenagem da veia porta das **veias retais superiores (13)** através do **plexo venoso retal (14)** para a **veia retal inferior (15)**. Seu sangue flui ao longo da **veia ilíaca interna (16)** e, por fim, para a **veia cava inferior (8)**
- Uma terceira anastomose portocava pode se formar no **ligamento redondo do fígado (17)**, que conecta esse órgão ao **umbigo**. O sangue pode fluir pela **veia umbilical** reaberta para as **veias paraumbilicais (18)** da parede abdominal, de onde chega à veia cava superior ou inferior pelas **veias epigástricas superior** ou **inferior (19)**. Se esse ciclo de desvio for substancial, as veias da parede do abdome sofrerão expansão extrema, com o surgimento do quadro clínico conhecido como "cabeça de medusa".

5.7 Anastomose portocava

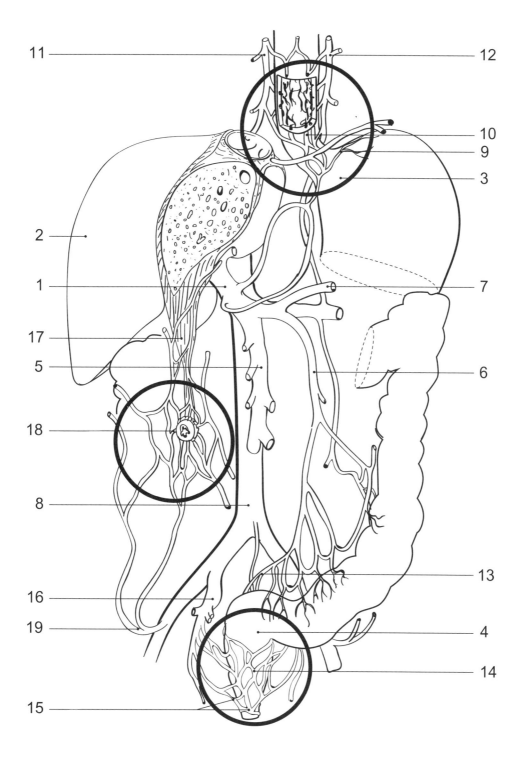

Figura 5.7

5.8 Estruturas retroperitoneais da parte superior do abdome

No retroperitônio da parte superior do abdome, localizam-se os seguintes órgãos e vasos:
- **Pâncreas (1)**
- **Duodeno (2)**, que envolve o pâncreas e tem formato de "C"
- **Rins (3a e b)**
- **Glândulas suprarrenais (4a e b)**
- **Parte abdominal da aorta (5)** com seus ramos
- **Veia cava inferior (6)** com seus influxos
- **Veia porta (7)** com seus influxos.

Parte abdominal da aorta (5). Atravessa o **hiato aórtico do diafragma (8)** para o abdome. Lá ela origina, como primeiro ramo ímpar, o **tronco celíaco (9)**, que se divide em:
- **Artéria gástrica esquerda (10)**, que segue para a curvatura menor do estômago
- **Artéria esplênica (11)**, que corre na margem superior do pâncreas para a esquerda até o baço
- **Artéria hepática comum (12)**, que se encontra no ligamento hepatoduodenal.

Artéria hepática comum (12). Segue, depois da saída da **artéria gastroduodenal (13)**, como **artéria hepática própria (14)** até o fígado. A saída da **artéria mesentérica superior (15)** – o segundo ramo ímpar da **artéria abdominal (5)** – está coberta pelo corpo do pâncreas. Em seu curso posteroinferior, ela envolve o pâncreas, com a **veia mesentérica superior (16)**, a partir do **processo uncinado (1a)**. Antes de a artéria mesentérica superior se dividir em seus ramos terminais, ela origina a **artéria pancreaticoduodenal inferior (17)**. Esta se anastomosa anteroposteriormente à cabeça do pâncreas com a **artéria pancreaticoduodenal superior (18)** a partir da **artéria gastroduodenal (13)**.

Veia porta do fígado. A união da veia esplênica e da veia mesentérica superior para formar a **veia porta do fígado (7)** está situada posteriormente ao pâncreas. A veia porta do fígado drena o sangue venoso do sistema digestório para o fígado, que chega a ele por meio do ligamento hepatoduodenal. Nele, além da **artéria hepática própria (14)** e da veia porta, localiza-se o **ducto colédoco (19)**, que passa posteriormente à cabeça do pâncreas. Ele desemboca na **parte descendente (2a)** do duodeno.

Rins e glândulas suprarrenais. As **glândulas suprarrenais (4a e b)** estão localizadas nos polos superiores dos rins. A **suprarrenal direita (4a)** está, além disso, na vizinhança imediata da **veia cava inferior (6)**.

Na região do hilo renal esquerdo, podem-se observar a **artéria renal (20)** e a **veia renal (21)**. As artérias renais são ramos pares da parte abdominal da aorta. As veias renais desembocam na veia cava inferior. Os **ureteres (22a e 22b)** estão localizados na região do hilo renal, geralmente como a estrutura mais posterior, e então descem sobre o **músculo psoas maior (23)** até a pelve menor.

5.8 Estruturas retroperitoneais da parte superior do abdome

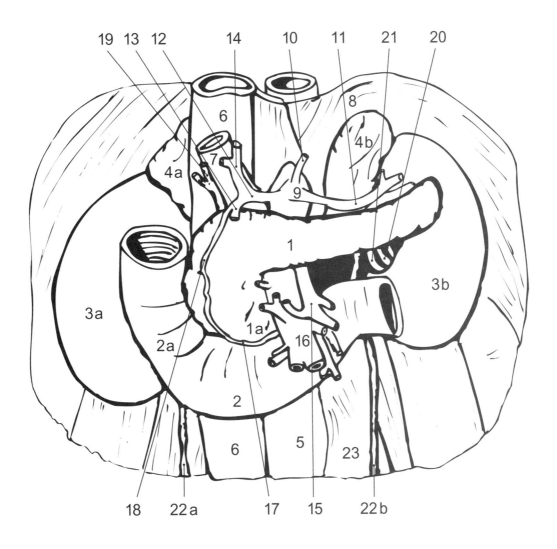

Figura 5.8

5.9 Pâncreas

O pâncreas é um órgão retroperitoneal localizado na parte superior do abdome, sendo composto de:
- **Cabeça (1a)**
- **Corpo (1b)**
- **Cauda (1c)**.

A **cabeça do pâncreas (1a)** é circundada pelo **duodeno (2a-c)** em formato de "C". Além disso, ainda tem uma extensão, o **processo uncinado (1d)**.

Topografia e irrigação. A irrigação do pâncreas é feita pelo tronco celíaco e pela **artéria mesentérica superior (3)**. Esta se estende, com a **veia mesentérica superior (4)**, de forma descendente, posteriormente à **parte superior do duodeno (2a)** e da cabeça do pâncreas. Aqui, ambos os vasos são envolvidos também pelo **processo uncinado (1d)** antes de seguirem anteriormente para a **parte horizontal do duodeno (2c)**. Na margem superior do pâncreas, a **veia esplênica (5)** oriunda do baço segue até a cabeça do pâncreas. Nela, se une à **veia mesentérica superior (4)** para formar a **veia porta (6)**, que ascende, então, ao sistema porta hepático.

Sistema de ductos excretores. Do sistema porta hepático origina-se o **ducto colédoco (7)**. Do seu caminho para o ducto maior do duodeno, ele atravessa a cabeça do pâncreas. O **ducto colédoco (7)** geralmente desemboca com o **ducto pancreático (ducto de Wirsung, 8)** na **papila maior do duodeno (9)**, que se encontra na **parte descendente do duodeno (2b)**. Um pouco acima deste desemboca o **ducto pancreático acessório (ducto de Santorini, 10)** na **papila menor do duodeno (11)**. O ducto pancreático e o ducto pancreático acessório se desenvolvem a partir de ramificações mais finas ao longo da cauda, do corpo e da cabeça do pâncreas, e transportam as secreções pancreáticas para o duodeno. A papila maior do duodeno é fechada por um esfíncter.

Clínica

O ducto colédoco pode ser comprimido por um **carcinoma da cabeça do pâncreas**; isso causa acúmulo de bile, edema geralmente indolor da vesícula biliar e icterícia.

Cálculos biliares podem ficar retidos na papila maior do duodeno, que representa um ponto de constrição do ducto colédoco. Em virtude da confluência comum do ducto colédoco e do ducto pancreático, não ocorre apenas o desenvolvimento de icterícia dolorosa (cólica biliar), mas também de congestão da secreção pancreática. Isso pode evoluir para **pancreatite aguda**.

5.9 Pâncreas

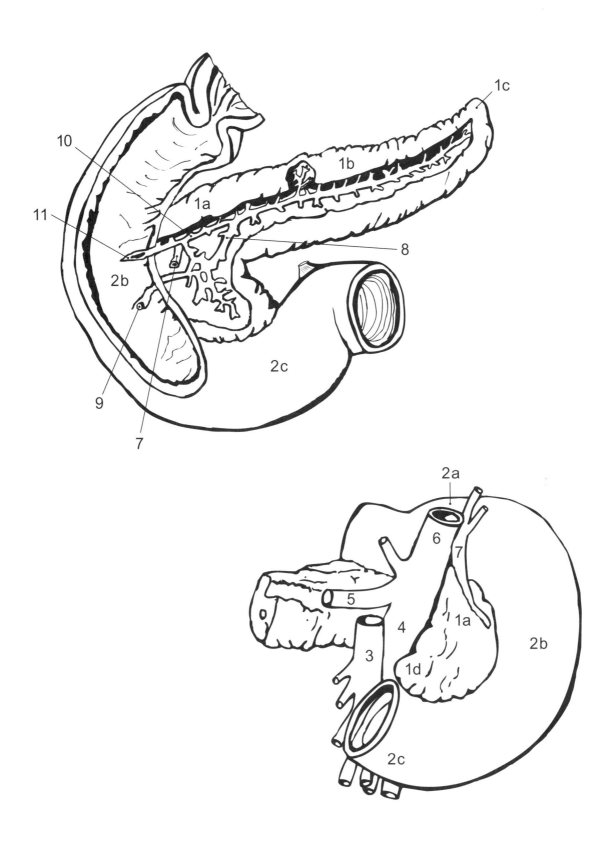

Figura 5.9

5.10 Rins e glândulas suprarrenais

Os rins são órgãos retroperitoneais. O rim esquerdo estende-se da costela XI até a margem superior do corpo da vértebra L III, enquanto o rim direito se estende desde a costela XII até a margem inferior do corpo da vértebra L III.
As **glândulas suprarrenais (1)** têm formato de boné e estão localizadas sobre os rins (na posição ortostática).

Invólucros e forma do rim. Os **invólucros** do rim são, de fora para dentro:
- **Fáscia renal**
- **Cápsula adiposa**
- **Cápsula fibrosa**.

O rim tem aproximadamente 12 cm de comprimento, 6 cm de largura e 3 cm de espessura.
Na **superfície** do rim, podem ser distinguidos:
- **Polo superior (2)** e **polo inferior (3)**
- **Margem lateral (4)**
- **Margem medial (5)**.

Irrigação. Na região da margem medial, no **hilo renal (6)**, os vasos do rim e o ureter estendem-se para dentro ou para fora do rim. No hilo renal, a **artéria renal (7)**, que se origina da parte abdominal da aorta, localiza-se mais anteriormente. Profundamente se encontra a **veia renal (8)**, que desemboca na veia cava inferior. Posteriormente aos vasos, o **ureter (9)** deixa o rim.

Corte longitudinal do rim. O corte longitudinal mostra que o hilo renal leva a uma sinuosidade maior no rim, o **seio renal (10)**. Nele se ramificam:
- **Vasos renais**
- **Sistema de cálices da pelve renal (11)**.

No sistema de cálices, localiza-se o parênquima renal, que se divide da seguinte forma:
- **Córtex renal (12)**
- **Medula renal (13)**.

A medula renal consiste nas pirâmides medulares, cujos ápices são direcionados para o hilo e projetam-se com as **papilas renais (14)** nos **cálices renais (15)**. Entre as pirâmides medulares, projetam-se extensões em forma de coluna do córtex renal, as **colunas renais (16)**.

Glândulas suprarrenais (1). Situam-se em ambos os lados dos **polos superiores dos rins (2)** e são separadas dos rins pela **cápsula adiposa (17)**. As glândulas suprarrenais consistem em medula suprarrenal, um paragânglio e um córtex suprarrenal, uma glândula endócrina que produz hormônios esteroides. A irrigação sanguínea das glândulas suprarrenais é feita pela **artéria suprarrenal superior (18)** a partir da artéria frênica inferior, pela **artéria suprarrenal média (19)** da parte abdominal da aorta e pela **artéria suprarrenal inferior (20)** da artéria renal.

Clínica

O parênquima renal e o sistema urinário podem ser visualizados por meio de radiografias com meio de contraste. As obstruções do sistema urinário, por exemplo, por um cálculo ureteral, provocam, entre outros achados, **dilatação da pelve renal**. No diagnóstico diferencial, deve-se observar que podem ser encontradas variantes anatômicas com tipo dendrítico ou tipo ampular de pelve renal.

5.10 Rins e glândulas suprarrenais

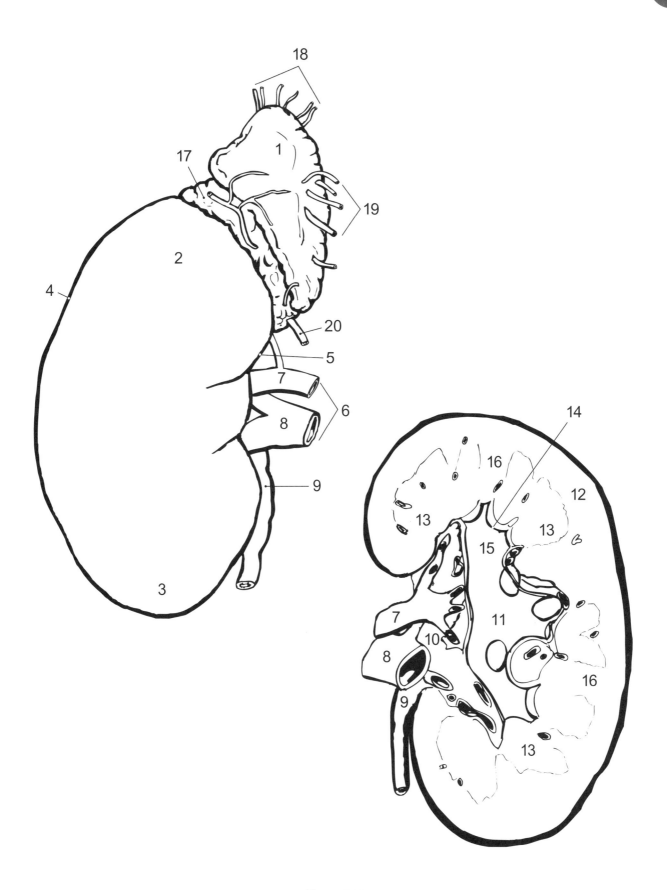

Figura 5.10

109

5.11 Intestino e sua irrigação sanguínea

O intestino é dividido em:
- **Intestino delgado**. Este se divide em:
  - **Duodeno**
  - **Jejuno (1)**
  - **Íleo (2)**.
- **Intestino grosso**. Este se divide em:
  - **Ceco (3)**
  - **Apêndice vermiforme (4)**
  - **Colo (colo ascendente, 5; colo transverso, 6; colo descendente; colo sigmoide)**
  - **Reto**.

O **jejuno (1)** começa na **flexura duodenojejunal (7) e penetra** no **íleo (2)**. Macroscopicamente, o jejuno e o íleo são indistinguíveis e se continuam sem interrupção. Enquanto o duodeno localizado é um órgão retroperitoneal e não visível, a localização do jejuno e do íleo é intraperitoneal. O seu **mesentério (8)** origina-se com uma raiz larga na parede posterior do abdome. Ele começa do lado direito aproximadamente no nível da articulação sacroilíaca, depois sobe para a esquerda e vem se localizar em frente à segunda vértebra lombar. O íleo terminal desemboca no colo ascendente do intestino grosso.

Abaixo dessa junção, assim, surge uma parte em fundo cego do colo, o **ceco (3)**. A partir desta sai o **apêndice vermiforme (4)**. Da junção do íleo, o colo continua-se como **colo ascendente (5)** e **colo transverso (6)**. O apêndice vermiforme e o colo transverso são intraperitoneais e apresentam mesocolos, chamados de mesoapêndice e **mesocolo transverso (9)**.

O ceco pode ser retro (ceco fixo) ou intraperitoneal. No caso de um mesocolo marcante, fala-se de um ceco móvel.

O colo ascendente é retroperitoneal. Macroscopicamente, o intestino grosso pode distinguir-se do intestino delgado por constrições transversais e pelas **saculações do colo (10)** entre elas e pelos espessamentos longitudinais da musculatura do colo, as **tênias** do colo. Aqui pode ser vista a **tênia livre (11)**.

Irrigação sanguínea. A irrigação do intestino desde a flexura duodenojejunal até, inclusive, o colo transverso é feita pela **artéria mesentérica superior (12)**. Ela é a segunda ramificação ímpar da parte abdominal da aorta e inicialmente seu trajeto é retroperitoneal e posterior ao pâncreas (ver Seção 5.9). Abaixo do pâncreas, ela entra na raiz do mesentério e ramifica-se em aproximadamente 15 a 20 **artérias jejunais e ileais (13)**, que irrigam o intestino delgado. As Aa. jejunais e ileais localizadas no mesentério ramificam-se mais e estão ligadas entre si por anastomoses semelhantes às artérias arqueadas.

Na base da raiz do mesentério e paralela a seu curso, encontra-se a **artéria ileocólica (14)**. Ela irriga a parte terminal do íleo e também emite ramos para o ceco e a **artéria apendicular** para o apêndice vermiforme.

A próxima ramificação da artéria mesentérica superior é a **artéria cólica direita (15)**, que irriga o colo ascendente. Ela anastomosa na área da flexura cólica direita com a **artéria cólica média (16)**, que segue no mesocolo transverso e irriga o colo transverso.

Notas

Segmento intestinal	Irrigação sanguínea
Duodeno	Artérias pancreaticoduodenais superiores anteriores e posteriores oriundas da artéria gastroduodenal e artéria pancreaticoduodenal inferior oriunda da artéria mesentérica superior
Jejuno	Artérias jejunais oriundas da artéria mesentérica superior
Íleo	Artérias ileais oriundas da artéria mesentérica superior
Íleo terminal	Artérias ileocólica oriunda da artéria mesentérica superior
Ceco	Artérias cecais anterior e posterior oriundas da artéria ileocólica
Apêndice vermiforme	Artéria apendicular oriunda da artéria ileocólica
Colo ascendente	Artéria cólica direita oriunda da artéria mesentérica superior
Colo transverso	Artéria cólica média oriunda da artéria mesentérica superior
Colo descendente	Artéria cólica esquerda oriunda da artéria mesentérica inferior
Colo sigmoide	Artérias sigmóideas oriundas da artéria mesentérica inferior

5.11 Intestino e sua irrigação sanguínea

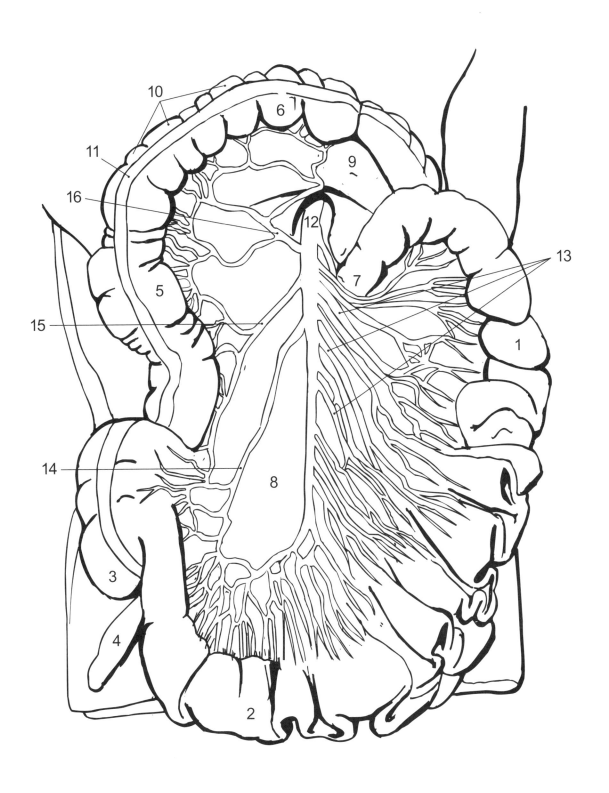

Figura 5.11

5.12 Vias vasculonervosas do espaço retroperitoneal

Os **músculos quadrado do lombo (1)** e **psoas maior (2)** formam o limite muscular da parede posterior do abdome.

Nervos. O **nervo subcostal (3)** e os nervos do plexo lombar situam-se entre as fixações proximais do psoas maior. No sentido superoinferior, estendem-se lateralmente sobre o músculo quadrado do lombo ou o **músculo ilíaco (4)**:
- **Nervo subcostal (3)**
- **Nervo ílio-hipogástrico (5)**
- **Nervo ilioinguinal (6)**
- **Nervo cutâneo femoral lateral (7)**.

Os nervos subcostal, ílio-hipogástrico e ilioinguinal penetram no músculo transverso do abdome e seguem entre este e o músculo oblíquo do abdome em forma de arco descendente no sentido anterior.

Do músculo psoas maior corre inferiormente o **nervo genitofemoral (8)** e bifurca-se em seus ramos terminais, o **ramo genital (8a)** e o **ramo femoral (8b)**.

O **nervo femoral (9)** encontra-se no sulco entre o músculo psoas maior e o músculo ilíaco. Ele se estende inferiormente e atravessa a lacuna dos músculos na coxa sob o ligamento inguinal. Como único nervo do plexo lombar, o **nervo obturatório (10)** segue medialmente ao psoas maior ao longo da parede da pelve menor para o canal obturatório. A parte abdominal do **tronco simpático (11)** segue em posição paramediana anterior aos corpos vertebrais em um trajeto descendente.

Artérias. A **aorta abdominal (12)** atravessa o hiato aórtico. Ela se ramifica nos seguintes ramos:
- **Artérias frênicas inferiores**
- **Tronco celíaco (ímpar, 13)**
- **Artérias suprarrenais médias**
- **Artéria mesentérica superior (14)**
- **Artérias renais (15)**
- **Artérias ováricas ou testiculares (16)**
- **Artéria mesentérica inferior (17)**.

Anterior à vértebra L IV, a parte abdominal da aorta divide-se nas duas **artérias ilíacas comuns (18a e 18b)**.

Veias. À direita da parte abdominal da aorta, localiza-se a **veia cava inferior (19)**. Ela surge da união das duas **veias ilíacas comuns (20a e b)** aproximadamente no nível da vértebra L V.

5.12 Vias vasculonervosas do espaço retroperitoneal

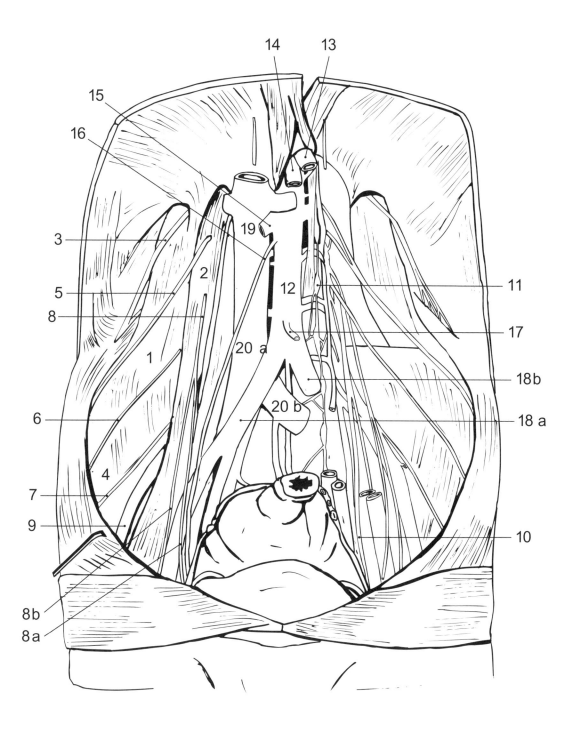

Figura 5.12

5.13 Plexo lombar

O plexo lombar é formado pelos ramos anteriores dos segmentos da medula espinal T12 a L4. Para orientação, os corpos das vértebras L I a L V estão marcados (L I a L V).
O plexo lombar consiste nos seguintes ramos:
- **Nervo ílio-hipogástrico (1, T12 a L1)**
- **Nervo ilioinguinal (2, T12 a L1)**
- **Nervo genitofemoral (3, L1 e L2)**
- **Nervo cutâneo femoral lateral (4, L2 e L3)**
- **Nervo femoral (5, L2 a L4)**
- **Nervo obturatório (6, L2 a L4)**.

Os ramos superiores do **nervo ílio-hipogástrico (1, T12 a L1)** e do **nervo ilioinguinal (2, T12 a L1)** muitas vezes têm origem em um tronco comum e, em seguida, se dividem em um curso posterior. Eles participam da inervação dos músculos do abdome. Além disso, o nervo ilioinguinal é responsável pela inervação sensitiva da pele da região inguinal e do escroto. O **nervo genitofemoral (3, L1 e L2)** divide-se em seus dois ramos:
- **Ramo femoral**, que atravessa a lacuna dos vasos para a região proximal anterior da coxa e lá supre a pele
- **Ramo genital**, que atravessa o canal inguinal, onde supre o M. cremaster e as túnicas do testículo.

O **nervo cutâneo femoral lateral (4, L2 e L3)** exibe um trajeto descendente, penetra o ligamento inguinal na altura da espinha ilíaca anterossuperior e supre a pele na face lateral da coxa.
O **nervo femoral (5, L2 a L4)** chega à coxa através da lacuna dos músculos. Ele supre a pele da região anterior da coxa, o músculo quadríceps femoral e o músculo sartório. Seu ramo terminal, o nervo safeno, supre a pele na região medial da perna.
O **nervo obturatório (6, L2 a L4)** segue medialmente como o único nervo do plexo lombar na parede da pelve menor ao longo do canal obturatório. Através deste, ele alcança a face medial da coxa, onde supre a pele e os músculos do grupo adutor.

5.13 Plexo lombar

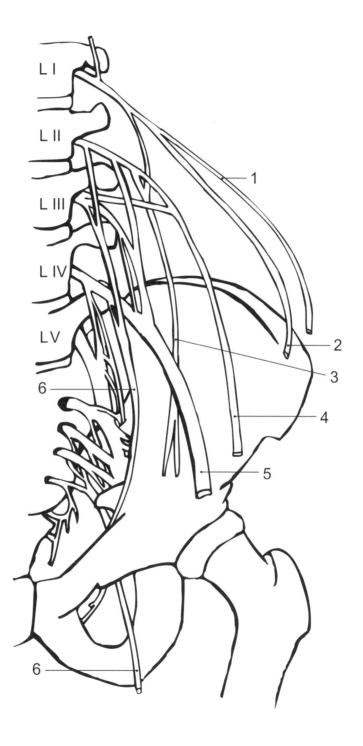

Figura 5.13

6.1 Assoalho pélvico

A pelve é delimitada anteriormente pelos dois ramos inferiores do **púbis (1)** e pela **sínfise púbica (2)**, lateralmente pelos dois **túberes isquiáticos (3)** e pelos **ligamentos sacrotuberais (4)** e posteriormente pelo ápice do **sacro (5)**. A pelve é fechada por músculos e fáscias, chamados de **assoalho pélvico**. A musculatura estriada esquelética do assoalho pélvico e suas partes de tecido conjuntivo sustentam os órgãos pélvicos e são importantes para os mecanismos de continência fecal e urinária. No assoalho pélvico, existem duas lâminas musculares:
- **Diafragma da pelve (6)**
- **Diafragma urogenital (7)**.

Vista inferior. O **diafragma da pelve** é composto dos **músculos levantador do ânus (8) e isquiococcígeo (9)**. O primeiro segue em formato de U a partir da face posterior do púbis e de uma lâmina tendínea que se estende ao longo da parede da pelve. Ele deixa anteriormente uma lacuna, o **hiato urogenital**. Ambos os segmentos desse músculo circundam o **reto** e o **ânus (10)**, que aqui atravessam o assoalho pélvico. O ânus é circundado pelo **músculo esfíncter externo do ânus (11)**. Posteriormente ao ânus, o levantador do ânus é conectado ao sacro pelo **ligamento anococcígeo (12)**. O **diafragma urogenital (7)**, que segue transversalmente entre os **ramos inferiores do púbis (1)**, fecha o hiato urogenital.

O diafragma urogenital é composto pela lâmina muscular dos **músculos transverso profundo do períneo (13)** e estreito **transverso superficial do períneo (14)**. O diafragma urogenital contém os **locais de passagens para a uretra (15)** e, na mulher, para a **vagina (16)**. Em torno do local de passagem da uretra, se encontram as fibras em trajeto circular do **músculo esfíncter externo da uretra (17)**.

Anteriormente ao ânus e posteriormente ao diafragma urogenital encontra-se uma lâmina de tecido conjuntivo, o **centro tendíneo do períneo (18)**.

Vista superior. Nessa vista podem ser observados os diferentes segmentos do levantador do ânus. Ele é composto de quatro músculos:
- **Músculo puborretal**
- **Músculo pubococcígeo (19)**
- **Músculo pubovaginal** (apenas nas mulheres)
- **Músculo levantador da próstata** (apenas nos homens)
- **Músculo iliococcígeo (20a e b)**.

O **músculo pubococcígeo (19)** origina-se na face posterior dos ramos inferiores do púbis e segue em uma alça em formato de U ao redor do reto. Desse modo, o **hiato urogenital (21)** permanece anteriormente livre. Ele forma uma alça que circunda o reto; é o principal músculo de fechamento do ânus.

O **músculo iliococcígeo (20a e b)** tem sua origem em uma lâmina tendínea, o **arco tendíneo do músculo levantador do ânus (22)**, que se estende na face interna da pelve menor e também se expande por sobre o músculo obturador interno. O músculo iliococcígeo se dispõe lateralmente ao M. pubococcígeo.

O **músculo isquiococcígeo (23a e b)** se associa posteriormente ao M. levantador do ânus. Ele se origina na espinha isquiática e se fixa no cóccix.

> **Clínica**
>
> Durante o parto, o vestíbulo da vagina é alongado pela cabeça do feto em até 10 cm. Se houver alongamento excessivo, poderá ocorrer ruptura descontrolada do assoalho pélvico (ruptura do períneo). As consequências a longo prazo dessa ruptura podem ser **incontinência urinária**, bem como **queda e prolapso da vagina e do útero**.

6.1 Assoalho pélvico

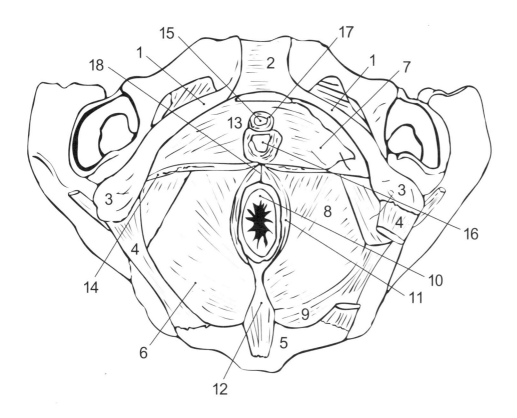

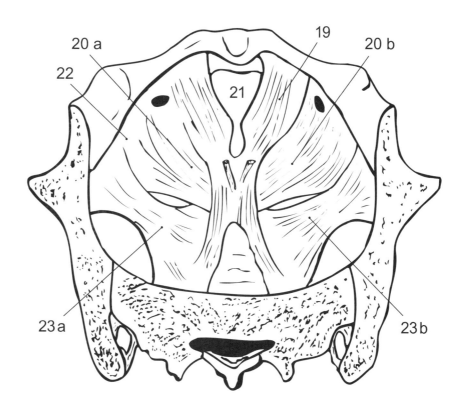

Figura 6.1

6.2 Vias vasculonervosas do assoalho pélvico na mulher

Músculos do assoalho pélvico. A camada inferior do assoalho pélvico inclui os seguintes músculos:
- **Músculo transverso superficial do períneo (1)**
- **Músculo esfíncter externo do ânus (2,** ver Seção 6.1)
- **Músculo bulboesponjoso (3)**
- **Músculo isquiocavernoso (4)**.

O **músculo bulboesponjoso** envolve o **vestíbulo da vagina (5)** e se insere anteriormente no **clitóris (6)**.

Os músculos isquiocavernosos se encontram próximos aos ramos inferiores do púbis e recobrem o **corpo cavernoso do clitóris (7)** em ambos os lados. Durante a excitação sexual, eles estimulam o fluxo anterógrado de sangue para o tecido erétil do clitóris.

Inervação. A musculatura estriada esquelética do assoalho pélvico é suprida pelo **nervo pudendo (8a e b)**, derivado do **plexo pudendo (S2 a S4)** e de ramos diretos do **plexo sacral**. O nervo pudendo sai da pelve através do forame infrapiriforme, curva-se diretamente em torno da espinha isquiática para entrar no forame isquiático menor, chegando, assim, à **fossa isquioanal (9)**.

A **fossa isquioanal** é um espaço piramidal entre a parede da pelve menor, de um lado, e o assoalho pélvico, do outro. Sua base está direcionada para a pele das nádegas, e seu ápice, para a sínfise púbica. A parede lateral da fossa isquioanal é delimitada pelo M. obturador interno.

Em uma duplicação da fáscia do M. obturador interno, o **canal do pudendo**, o nervo pudendo segue em direção ao assoalho pélvico, ramifica-se e supre – além dos músculos do assoalho pélvico – a pele do períneo e os órgãos genitais externos.

Irrigação arterial e drenagem venosa. O assoalho pélvico e o períneo são irrigados pelas **A. e veia pudendas internas (10a e b)**, as quais seguem o mesmo trajeto do **nervo pudendo (8)**. A artéria pudenda interna origina-se na artéria ilíaca interna. A veia pudenda interna desemboca na veia ilíaca interna.

Clínica

Em intervenções cirúrgicas na região do períneo, realiza-se **bloqueio anestésico do nervo pudendo**. Para tanto, a espinha isquiática é palpada através da vagina, injetando-se o anestésico ao redor dela.

6.2 Vias vasculonervosas do assoalho pélvico na mulher

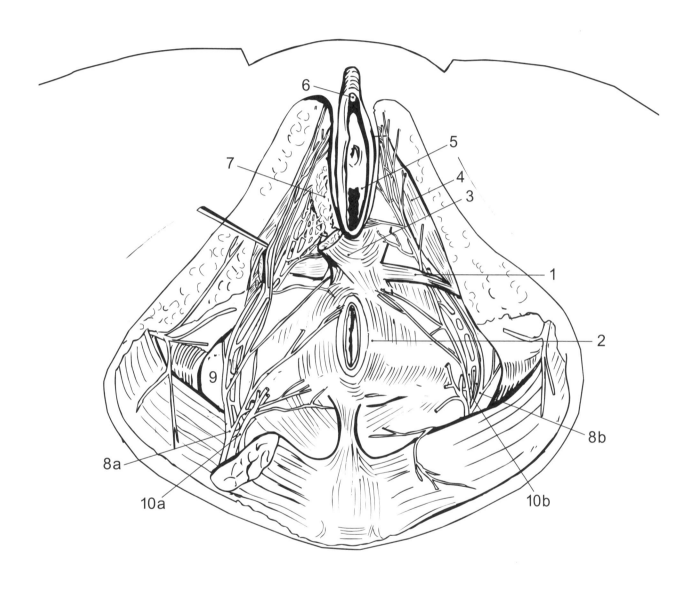

Figura 6.2

6.3 Vias vasculonervosas do assoalho pélvico no homem

Músculos do assoalho pélvico. Tanto no homem quanto na mulher, a camada inferior do assoalho pélvico é formada pelos seguintes músculos:
- **Músculo transverso superficial do períneo (1)**
- **Músculo esfíncter externo do ânus (2,** ver Seção 6.1)
- **Músculo bulboesponjoso (3)**
- **Músculo isquiocavernoso (4)**.

O trajeto e a função dos Músculos bulboesponjoso e isquiocavernoso, no entanto, são diferentes nos homens e nas mulheres.

O **músculo bulboesponjoso (3)** se origina no diafragma urogenital, no músculo esfíncter externo do ânus e na rafe mediana do assoalho pélvico. Ele se estende obliquamente para a frente e envolve o bulbo dos corpos cavernosos do pênis em formato anular. O músculo bulboesponjoso encurta e estreita a uretra e esvazia-a de modo intermitente.

O **músculo isquiocavernoso (4)** segue intimamente adjacente aos ramos inferiores do púbis e se fixa no corpo cavernoso do pênis. Ele envolve os corpos cavernosos e se fixa anteriormente em sua túnica albugínea. No dorso dos corpos cavernosos, as fibras de ambos os lados se unem de modo a formarem uma alça. O músculo isquiocavernoso auxilia na ereção e sustenta a ejaculação.

Inervação, irrigação arterial e drenagem venosa. A inervação, a irrigação arterial e a drenagem venosa do períneo, do assoalho pélvico e dos órgãos genitais externos são feitas pelo **nervo pudendo (5)**, pela **artéria pudenda interna (6)** e pela **veia pudenda interna (7)**, os quais correspondem ao trajeto descrito na mulher.

Clínica

Tanto lesões ao nervo pudendo como distúrbios circulatórios na região da A. pudenda interna podem causar **disfunção erétil**.

6.3 Vias vasculonervosas do assoalho pélvico no homem

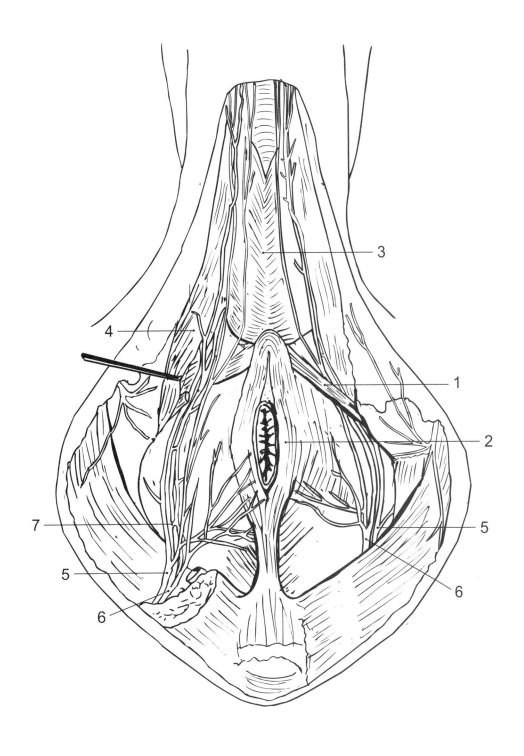

Figura 6.3

121

6.4 Corte sagital da pelve feminina

As relações posicionais dos órgãos da pelve tornam-se particularmente evidentes em um corte sagital mediano. O limite anterior da pelve menor é formado pela **sínfise púbica (1)**, enquanto o limite posterior é formado pelo **cóccix (2)** e pelo **sacro (3)**.

Bexiga urinária. A **bexiga urinária (4)** está localizada posteriormente à sínfise púbica. Os segmentos da bexiga urinária são os seguintes:
- **Corpo (4a)**
- **Ápice (4b)**
- **Fundo (4c)**
- **Colo (4d)**.

A partir do ápice da bexiga, estende-se o **úraco (5)** obliterado, ascendendo em direção ao umbigo. O ápice da bexiga é recoberto superiormente pelo **peritônio parietal (6)** e, portanto, encontra-se em posição infra ou pré-peritoneal. Anteriormente à bexiga, está o **espaço retropúbico (7)**, preenchido com tecido conjuntivo frouxo. Nesse espaço, a bexiga urinária se expande com o seu progressivo enchimento, elevando consequentemente o peritônio parietal em direção superior e, assim, alcançando diretamente a parede abdominal posterior acima da **sínfise púbica (1)**. Do **colo da bexiga (4d)**, origina-se a **uretra feminina (8)**, com 4 a 5 cm de comprimento. Ela penetra o assoalho pélvico e se abre na região do **vestíbulo da vagina (9)**.

Útero. O **útero (10)** encontra-se posteriormente à bexiga urinária. Podem ser reconhecidos os segmentos do útero: superiormente, observa-se o **fundo do útero (10a)**, seguido do **corpo do útero (10b)**, e, mais inferiormente, o **istmo (10c)** e o **colo do útero (10d)**.
O colo do útero se projeta com uma **porção supravaginal (10e)** para a **vagina (11)**, que envolve a porção supravaginal do colo do útero, de modo que entre a parede das duas estruturas há um espaço em posições anterior e posterior: os **fórnices anterior e posterior (12a e b)**. A posição do útero sobre a bexiga urinária é causada pela **anteversão** (inclinação anterior do útero em relação ao eixo longitudinal do corpo) e pela **anteflexão** (ângulo entre o colo e o corpo do útero).

Reto. Posteriormente ao útero, encontra-se o **reto (13)**, que está situado na parte superior do **sacro (3)**, em uma flexura sacral, e em seguida se curva durante a passagem através do assoalho pélvico, em uma flexura perineal, em direção anterior. No reto, reconhecem-se três pregas transversais, das quais a maior é a transversa do reto (prega de Kohlrausch), que se projeta a partir do lado direito para o lúmen do reto.

Inferiormente à prega, o reto se dilata para formar a **ampola do reto (13a)**. Abaixo desta, segue-se o **canal anal (13b)**, que finalmente atravessa o assoalho pélvico.

Relações peritoneais. O peritônio parietal da parede do abdome segue sobre o **ápice da bexiga (4b)** e, em seguida, se reflete sobre o **corpo do útero (10b)**. Como resultado, forma-se a **escavação vesicouterina (14)** entre a bexiga urinária e o útero. Em seguida, o peritônio se estende sobre o **fundo do útero (10a)**, recobre toda a face posterior do útero e alcança o fórnice posterior da vagina. Nesse local, o peritônio se reflete sobre o reto. Consequentemente, entre o útero e o reto forma-se a **escavação retouterina (15**; nome clínico: fundo de saco de Douglas), que constitui o ponto mais profundo da cavidade peritoneal da mulher.

Clínica

Quando a bexiga urinária está cheia, pode-se realizar uma punção nesse órgão acima da sínfise púbica através da parede do abdome, sem que a cavidade peritoneal precise ser aberta.
Os desvios na posição do útero devido à anteflexão e à anteversão podem dificultar a **concepção**.
Com base nas relações peritoneais na região da escavação retouterina, a cavidade peritoneal da mulher pode ser puncionada através da vagina e do fórnice posterior da vagina.

6.4 Corte sagital da pelve feminina

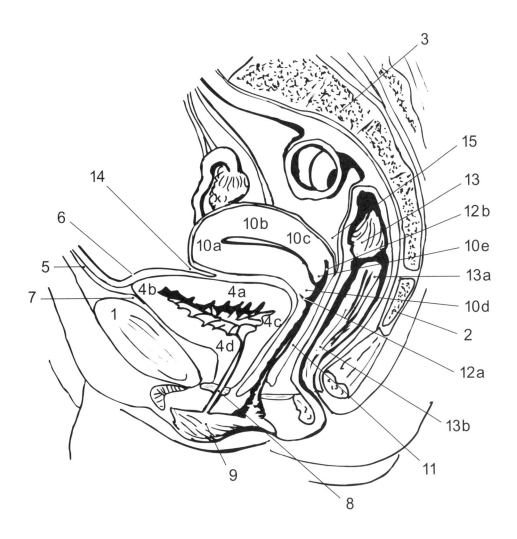

Figura 6.4

6.5 Corte sagital da pelve masculina

Em um corte sagital mediano da pelve menor, pode-se reconhecer a **sínfise púbica (1)** como limite anterior, e o **sacro (2)** e o **cóccix (3)** como limites dorsais. As relações posicionais dos órgãos pélvicos estão representadas nesse plano de corte.

Bexiga urinária. A posição e os segmentos da **bexiga urinária (4)** correspondem aos da mulher (ver Seção 6.4). A **uretra (5)** do homem começa no colo da bexiga com a parte prostática que se estende através da **próstata (6)**, localizada inferiormente ao colo da bexiga e superiormente ao assoalho pélvico. Subsequentemente, a parte perineal da uretra atravessa o **diafragma urogenital (7)** e segue como parte esponjosa através do **corpo esponjoso do pênis (8)**. Essa parte desemboca na **fossa navicular (9)**, na região da glande do pênis. Observam-se também os **corpos cavernosos do pênis (10)**, formados por tecido erétil.

Reto. A posição, os segmentos e o relevo interno do **reto (11)** correspondem aos da mulher (ver Seção 6.4).

Relações peritoneais. O peritônio parietal da parede do abdome passa por sobre o ápice da bexiga e daí se reflete por sobre o reto. Na região da prega de reflexão, posteriormente à **bexiga urinária (4)**, encontra-se a **glândula seminal** (não mostrada). Consequentemente, a bexiga urinária se encontra em posição subperitoneal. Na transição para o colo sigmoide, o **reto (11)** pode apresentar um meso (lâmina dupla de peritônio) curto e, desse modo, ser intraperitoneal. Mais inferiormente, na região da prega transversal média e da flexura perineal, o reto é recoberto anteriormente pelo peritônio parietal e, por isso, é considerado retroperitoneal. Inferiormente à flexura perineal, o reto não apresenta mais relações com o peritônio. Em virtude desse trajeto, o peritônio forma, entre o reto e a bexiga urinária, a **escavação retovesical (12)**, o ponto mais profundo da cavidade peritoneal masculina.

> **Clínica**
>
> **Neoplasias benignas da próstata** e, também, **carcinomas da próstata** são doenças relativamente frequentes a partir dos 50 anos, o que pode levar à retenção urinária e a distúrbios da micção. A posição da próstata possibilita que palpação ou punção e biopsia sejam realizadas por via retal para avaliação de seu tamanho e identificação de alterações malignas.

6.5 Corte sagital da pelve masculina

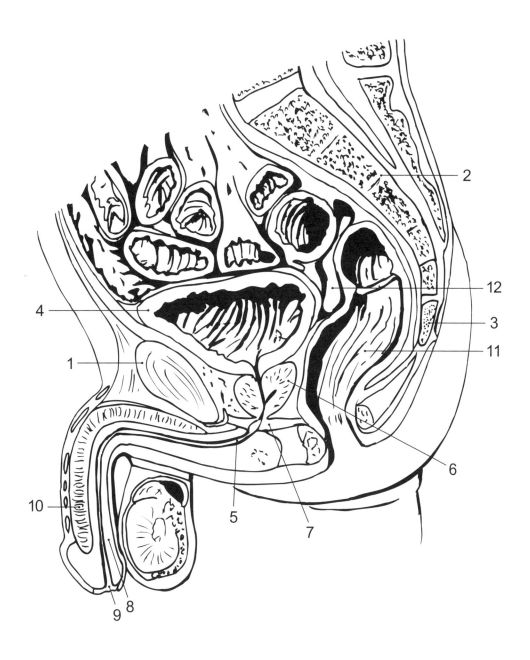

Figura 6.5

125

6.6 Vias vasculonervosas da pelve

Após a dissecção das vísceras pélvicas em corte sagital mediano, o assoalho pélvico e os vasos e nervos da pelve são visualizados.

No assoalho pélvico, pode-se observar o músculo levantador do ânus com seus componentes, o **músculo pubococcígeo (1)** e o **músculo iliococcígeo (2)**, bem como o **músculo isquiococcígeo (3)**.

Inervação. A partir da face anterior do sacro, em razão da fusão dos **ramos anteriores dos segmentos sacrais da medula espinal (4)**, forma-se o **plexo sacral (5)**. Aqui, ele dá origem a ramos diretos para a inervação do diafragma da pelve.

Oriundo do **plexo lombar**, pode-se observar o **ramo genital do nervo genitofemoral (6)**, que entra no canal inguinal através do **anel inguinal profundo (7)**. O **ramo femoral do nervo genitofemoral (8)** segue com a **artéria ilíaca externa (9)** através da lacuna dos vasos, em direção à coxa.

Artéria ilíaca interna. A parede da pelve e as vísceras pélvicas são irrigadas por ramos da A. ilíaca interna, que é uma ramificação da **artéria ilíaca comum (10)**. Esta se ramifica em **artéria ilíaca externa (9)** e **Artéria ilíaca interna (11)**. Podem-se distinguir cinco ramos parietais e cinco viscerais da Artéria ilíaca interna.

Os cinco **ramos parietais** que suprem a parede da pelve são:

- A **artéria iliolombar (12)** segue posteriormente ao músculo psoas maior, ascendendo lateralmente
- A **artéria obturatória (13)** se estende anteriormente ao longo da linha terminal e, com o nervo obturatório, atravessa o canal obturatório para a face medial da coxa
- A **artéria sacral lateral (14)** tem trajeto descendente anteriormente aos forames sacrais anteriores do sacro
- A **artéria glútea superior (15)** emerge da pelve através do forame suprapiriforme e, desse modo, atinge a região glútea
- A **artéria glútea inferior (16)** sai da pelve através do forame infrapiriforme, chegando à região glútea.

Os **cinco ramos viscerais** que suprem as vísceras pélvicas são:

- A **artéria umbilical**, no feto, estende-se superiormente na parede do abdome até o umbigo e, a partir daí, através do cordão umbilical, segue para a placenta. Na vida pós-natal, a parte superior é obliterada, e apenas a parte inicial permanece pérvia como a **artéria vesical superior (17)**
- A **artéria vesical inferior (18)** estende-se para o fundo da bexiga, para a próstata e para a glândula seminal
- A **artéria pudenda interna (19)** sai da pelve através do forame infrapiriforme, curva-se em torno da espinha isquiática e retorna à pelve através do forame isquiático menor. Na fossa isquioanal, ela se ramifica e irriga o assoalho pélvico, o períneo e alguns órgãos genitais externos
- A **artéria retal média** (não mostrada) irriga o reto (ver Seção 6.7)
- A **artéria uterina** (não mostrada) irriga o útero (ver Seção 6.9).

6.6 Vias vasculonervosas da pelve

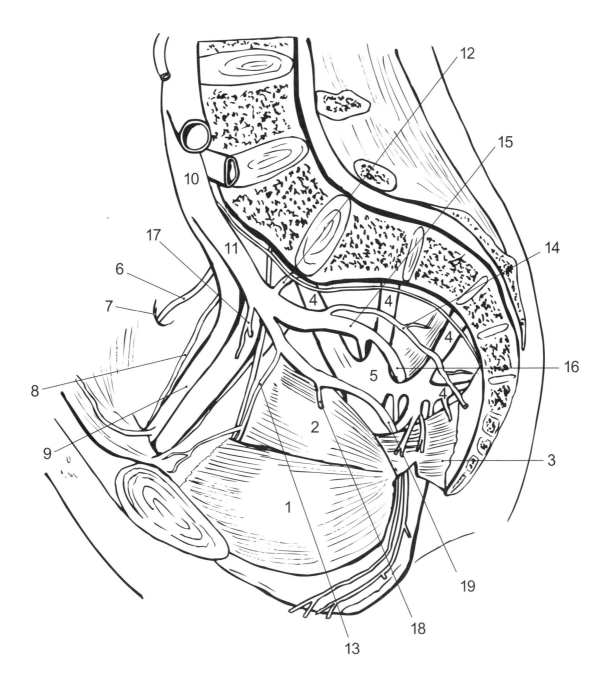

Figura 6.6

6.7 Artérias do reto

Essencialmente, três artérias são responsáveis pela irrigação do reto:

- A **artéria retal superior (1)** origina-se do terceiro e mais inferior dos ramos ímpares da **aorta abdominal (2)**, a **artéria mesentérica inferior (3)**. Após a emergência das **artérias sigmóideas (4)**, a artéria retal superior chega ao reto como ramo terminal da A. mesentérica inferior. A região irrigada pela A. mesentérica inferior se estende da flexura esquerda do colo até o reto. A **artéria retal superior** supre os segmentos craniais do reto, incluindo a ampola do reto. Seus ramos terminais atravessam as camadas musculares do reto e irrigam o plexo venoso retal. As hemorroidas são coxins arteriovenosos que formam um anel acima da linha pectinada e garantem a continência do reto. A contração do músculo esfíncter interno do ânus obstrui o fluxo sanguíneo. As hemorroidas se enchem de sangue e impedem a passagem de líquido e gás (flatos)
- A **artéria retal média (5)** é um ramo visceral da **artéria ilíaca interna (6)**. Ela passa a suprir o reto quando entra nesse segmento, no nível da região inferior da ampola do reto
- A **artéria retal inferior (7)** é um ramo da **artéria pudenda interna (8)**, a qual, por sua vez, representa um ramo visceral da **artéria ilíaca interna (6)**. Ela supre os segmentos externos do canal anal e os músculos esfíncteres do ânus.

Clínica

As artérias do reto formam anastomoses entre si, de modo que, em uma ligadura cirúrgica da A. superior do reto, a irrigação sanguínea do reto ainda é preservada. Dilatações patológicas do plexo arteriovenoso do reto localizado acima da linha pectinada são denominadas doença hemorroidária na prática clínica. O sangramento oriundo das **hemorroidas** é vermelho-vivo, visto que o plexo venoso do reto é abastecido pela artéria retal superior.

6.7 Artérias do reto

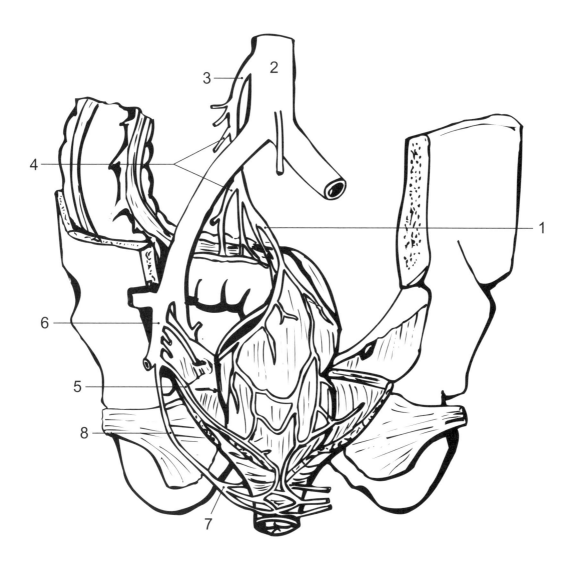

Figura 6.7

129

6.8 Veias do reto

O suprimento venoso ocorre em dois sentidos diferentes:
- Pela **veia mesentérica inferior (1) para a veia porta**
- Para a **veia cava inferior (2)**.

Ao redor do reto existe um robusto plexo venoso, o **plexo venoso do reto (3)**. A partir dele, o sangue pode ser drenado em sentido superior pela **veia mesentérica inferior (1)** para a veia porta do fígado.

De modo alternativo, existem vias de drenagem para a **veia ilíaca interna (7)**, pela **veia retal média (4)**, pela **veia retal inferior (5)** e pela **veia pudenda interna (6)**. O sangue é, finalmente, drenado para a **veia cava inferior (2)** pela **veia ilíaca comum (8)**.

O plexo venoso do reto representa, desse modo, uma região limítrofe entre o território da veia porta do fígado e o território da veia cava inferior (**anastomoses portocavais**).

Clínica

No caso de **hipertensão porta**, ou seja, na obstrução do fluxo sanguíneo pela **veia porta do fígado** (p. ex., na cirrose hepática), o plexo venoso do reto pode servir como circulação colateral, desviando o sangue para a região de drenagem da veia cava inferior.

Carcinomas do reto podem metastatizar pelo sangue venoso, ou seja, por via hematogênica. Em virtude da drenagem venosa, tais tumores secundários ocorrem predominantemente no fígado. No entanto, carcinomas retais de localização mais profunda podem também metastatizar para os pulmões via veia cava inferior e via circulação pulmonar.

6.8 Veias do reto

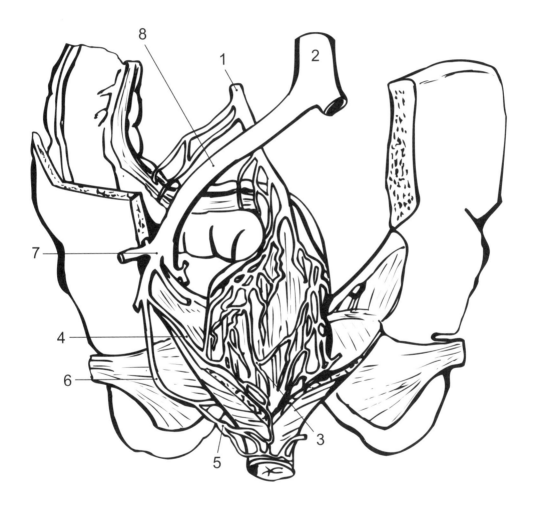

Figura 6.8

131

6.9 Útero e anexos e sua irrigação sanguínea

O **útero** (1), a **tuba uterina** (2) e o **ovário** (3) são órgãos intraperitoneais; estão recobertos pelo peritônio e têm conexão com a parede da pelve via mesos (lâminas duplas de peritônio). A imagem mostra os seguintes segmentos do útero:
- **Fundo** (1a)
- **Corpo** (1b)
- **Colo** (1c).

O colo do útero é envolvido pelo tubo muscular da **vagina** (4). A tuba uterina desemboca entre o fundo e o corpo do útero, na região do ângulo da tuba uterina, no interior desse órgão. Daqui também se estende o **ligamento redondo do útero** (5), em direção ao canal inguinal.

Vasos sanguíneos. A **artéria uterina** (6) se aproxima do útero na região do colo do útero. Ela se origina como ramo visceral da A. ilíaca interna a partir da parede da pelve e segue na base do **ligamento largo do útero** (7), o meso (lâmina dupla de peritônio) do útero, para o colo do útero. Aqui ela dá origem aos **ramos vaginais** (8) para a vagina. Em seguida, ela se eleva, formando voltas lateralmente ao útero, e, no ângulo tubário, dá origem ao **ramo tubário** (9). Esse ramo segue no meso (lâmina dupla de peritônio) da tuba uterina, o **mesossalpinge** (10), em direção ao ovário.

A **artéria ovárica** (11) surge como um ramo da parte abdominal da aorta em direção inferior via **ligamento suspensor do ovário** (12) para o ovário. Na região do **mesovário** (13) e do **mesossalpinge** (10), ela se anastomosa com o **ramo ovárico** (14) da **artéria uterina**.

Clínica

Na remoção cirúrgica do útero (**histerectomia**), durante a ligadura da A. uterina, deve-se prestar atenção, por um lado, à extrema proximidade do ureter com a região do colo do útero e, por outro, a sua anastomose com a A. ovárica na região da tuba uterina, que também deve ser suturada.

6.9 Útero e anexos e sua irrigação sanguínea

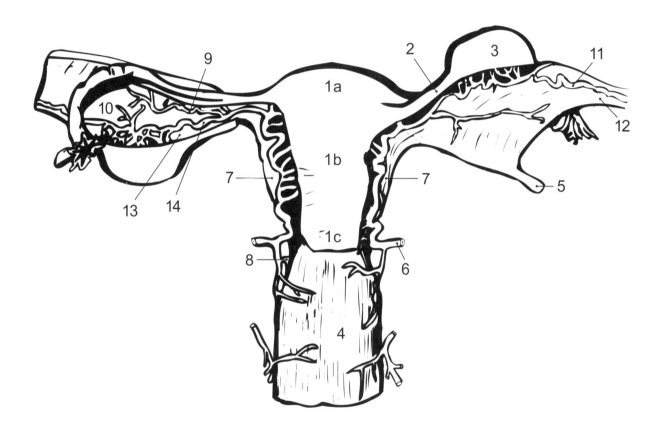

Figura 6.9

133

6.10 Útero e anexos

Útero. No **útero (1)** aberto, podem-se observar seus segmentos:
- **Fundo (1a)**
- **Corpo (1b)**
- **Istmo (1c)**
- **Colo (1d)**.

O colo do útero projeta-se para a **vagina (2)** com a sua **porção supravaginal (1e)**. Desse modo, forma-se um espaço entre a parede da vagina e a porção vaginal do colo, o **fórnice da vagina (3)**. Sob o **revestimento peritoneal do útero (4)**, encontra-se a espessa camada muscular da parede uterina, o **miométrio (5)**.

Tuba uterina. Na região do ângulo da **tuba uterina (6)**, esta (também conhecida como **trompa de Falópio, 8**) desemboca no útero e apresenta quatro segmentos:
- **Infundíbulo (8a)**
- **Ampola (8b)**
- **Istmo (8c)**
- **Parte uterina**.

A tuba uterina começa nas proximidades do **ovário (7)** com o infundíbulo da tuba uterina, que é circundado pelas **fímbrias da tuba uterina (8d)**. Ao infundíbulo da tuba uterina segue-se a **ampola da tuba uterina (8b)**. O próximo segmento é o estreito **istmo da tuba uterina (8c)**, que termina no segmento intramural da tuba uterina, na região do ângulo tubário.
O **epoóforo (9)**, no mesossalpinge, e o **paraoóforo (10)**, situado entre o epoóforo e o útero, podem ser reconhecidos como remanescentes do mesonefro.

Aparelho de sustentação do útero. O aparelho de sustentação consiste, essencialmente, nos seguintes ligamentos:
- **Ligamento redondo do útero (11)**
- **Ligamento largo do útero (12)**
- **Ligamento transverso do colo (13)**
- **Ligamento sacrouterino (14)**.

Na metade esquerda da imagem, podem ser observadas apenas partes do aparelho de sustentação do útero. A partir do ângulo tubário, o **ligamento redondo do útero (11)** estende-se em direção ao canal inguinal. O **ligamento útero-ovárico (15)** segue do ângulo tubário ao ovário. A parede lateral do útero é conectada à parede lateral da pelve pelo **ligamento largo do útero (12)**. Na região do colo do útero, o **ligamento sacrouterino (14)** e o **ligamento transverso do colo (13)** conectam o útero aos órgãos adjacentes.

Clínica

Durante a ovulação, o oócito é coletado pelo infundíbulo da tuba uterina e transportado ao longo de seus demais segmentos. A fertilização do oócito geralmente ocorre na tuba uterina, onde **inflamações** podem levar à sua oclusão. Enquanto a oclusão bilateral da tuba uterina causa **esterilidade**, sua a oclusão parcial pode levar à interrupção do transporte do oócito e promover a ocorrência de uma **gravidez tubária**.

6.10 Útero e anexos

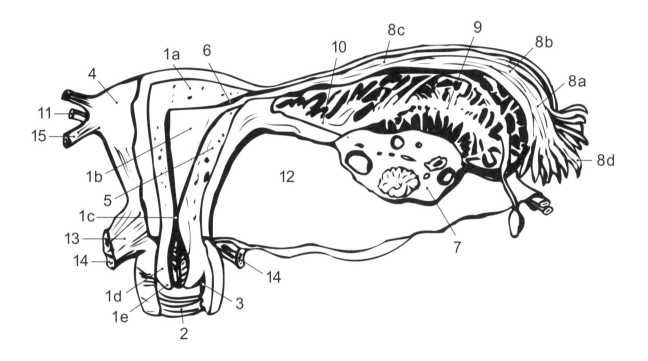

Figura 6.10

7.1 Crânio

No crânio ósseo, distinguem-se:
- **Neurocrânio**
- **Viscerocrânio**.

O neurocrânio é composto da calvária e da base do crânio. Os ossos cranianos estão interligados por suturas cranianas. No crânio de uma criança, essas suturas representam conexões cartilagíneas ou fibrosas (tecido conjuntivo), que posteriormente se fecham e se tornam sinostoses.

Vista lateral. Nessa vista, as estruturas que formam a calvária estão especialmente bem visíveis:
- **Osso frontal (1)**
- **Osso parietal (2, pareado)**
- **Escama occipital** do **osso occipital (3)**
- **Parte escamosa (4a)** do **osso temporal (4, pareado)**.

Na vista lateral, também se observa a asa maior do **osso esfenoide (5, pareado)**.
Podem ser vistas as seguintes suturas cranianas da calvária importantes:
- A **sutura coronal (6)**, que une o osso frontal e os ossos parietais
- A **sutura lambdóidea (7)**, que une o osso occipital e os ossos parietais.

Na vista lateral, a partir do osso temporal, também são visíveis, além da **parte escamosa (4a)**, as **partes petrosa (4b)** e **timpânica (4c)**: essas três partes ósseas formam o **meato acústico externo (8)**.
O **processo mastoide (4d)** da parte petrosa do osso temporal, localizado mais posteriormente, contém as células mastóideas pneumáticas, as quais estão ligadas à orelha média. Anteriormente ao meato acústico externo, encontra-se o **processo estiloide (4e)**, do qual se originam os músculos supra-hióideos.
A **fossa mandibular (4f)** localiza-se imediatamente anterior ao **meato acústico externo (8)** na **parte escamosa do osso temporal (4a)**. A fossa mandibular forma, com o **processo condilar (9a)** da **mandíbula (9)**, parte da articulação temporomandibular (ATM). O **processo coronoide (9b)** da mandíbula, localizado mais anteriormente ao processo condilar, funciona como local de fixação para os músculos mastigatórios.

Vista frontal. Nessa vista, observa-se o **viscerocrânio**, que consiste nos seguintes ossos:
- **Maxila (10, pareada)**
- **Osso lacrimal (11, pareado)**
- **Osso nasal (12, pareado)**
- **Osso zigomático (13, pareado)**
- **Osso etmoide (14)**
- **Vômer (15)**
- **Conchas nasais inferiores (16)**
- **Osso palatino (pareado, não visível)**
- **Mandíbula (9)**.

O corpo da **maxila (10)** contém o seio maxilar pneumático. O processo alveolar inferior se articula com os dentes inferiores da arcada. A maxila forma parte do limite ósseo da órbita. O osso zigomático forma os proeminentes ossos da bochecha e, através do arco zigomático, contacta o **osso temporal (4)**. O esqueleto ósseo do **nariz** consiste nos **ossos nasais (12)** e na **maxila (10)**. O **septo nasal ósseo** é, em parte, formado pela lâmina perpendicular do **osso etmoide (14)** e, em parte, pelo **vômer (15)**. As conchas nasais médias visíveis na cavidade nasal, bem como as conchas nasais superiores (não visíveis), pertencem ao **etmoide (14)**, enquanto as **conchas nasais inferiores (16)** são ossos independentes.
Superiormente à órbita, o **forame supraorbital (17)** é visível em ambos os lados do osso frontal, e, inferiormente à órbita, o **forame infraorbital (18)** na maxila.
A **mandíbula (9)** articula-se com os dentes superiores e continua como corpo da mandíbula, ângulo da mandíbula, **processo condilar (9a)** e **processo coronoide (9b)**. Na região mentual (corpo da mandíbula), o **forame mentual (19)** é visível.

Notas

O forame supraorbital, o forame infraorbital e o forame mentual são os **pontos de saída dos três ramos terminais do nervo trigêmeo (NC V):**
- **Nervo oftálmico (V1)**
- **Nervo maxilar (V2)**
- **Nervo mandibular (V3)**.

Clínica

Quando há estímulo dos ramos terminais do nervo trigêmeo (p. ex., em caso de **sinusite**), a pressão nesses pontos de saída do nervo provoca dor.

7.1 Crânio

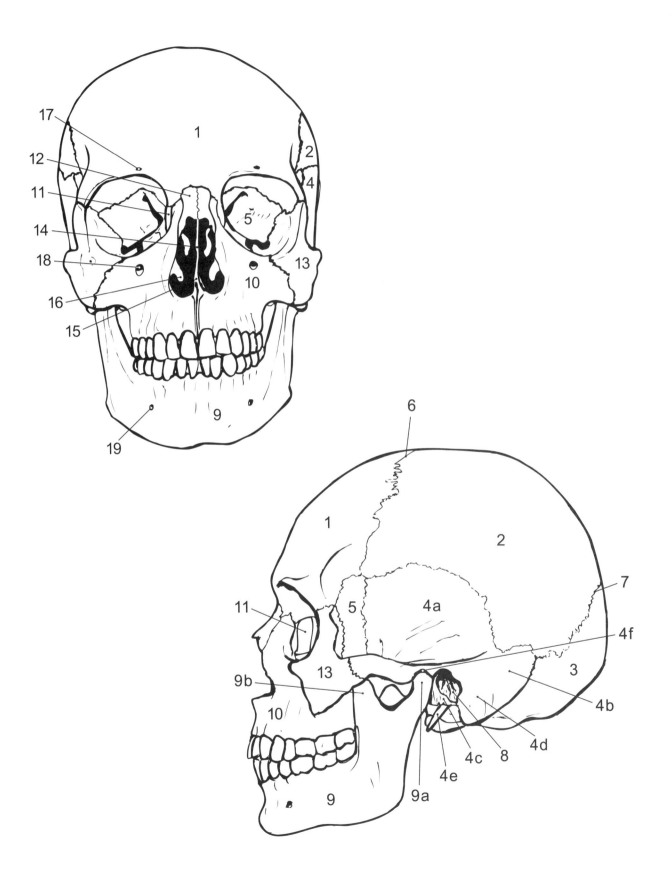

Figura 7.1

7.2 Vista interna da base do crânio

A base do crânio consiste em quatro ossos não pareados:
- **Osso frontal (1)**
- **Osso etmoide (2)**
- **Osso esfenoide (3)**
- **Osso occipital (4)**

e um pareado:
- **Osso temporal (5)**.

A base interna do crânio tem três fossas consecutivas:
- **Fossa anterior do crânio (I)**, que recebe os lobos frontais do cérebro
- **Fossa média do crânio (II)**, na qual estão localizados os lobos temporais do cérebro
- **Fossa posterior do crânio (III)**, na qual estão localizados o cerebelo e partes do tronco encefálico.

Fossa anterior do crânio (I). No centro está localizada a **lâmina cribriforme (2a)** do **osso etmoide (2)**, que apresenta numerosos orifícios pequenos para a passagem dos filamentos olfatórios para a cavidade nasal. Na lâmina cribriforme existe uma elevação, a **crista etmoidal (2b)**, que serve como âncora para a foice do cérebro (uma duplicação da dura-máter em formato de meia-lua). Lateralmente à lâmina cribriforme, as partes orbitais do **osso frontal (1)** formam, em ambos os lados, a parede divisória para a órbita subjacente. O **corpo do osso esfenoide (3a)** e as duas **asas menores desse osso (3b)**, que terminam no **processo clinoide anterior (3c)**, representam o limite para a fossa média do crânio.

Fossa média do crânio (II). Aqui, está localizada a **sela turca (3d)**, que é limitada posteriormente pelo **dorso da sela (3e)** e recebe a glândula hipófise. Os **canais ópticos (6)** conduzem à órbita e funcionam como passagens para o nervo óptico (NC II). Inferior às **asas menores do osso esfenoide (3b)**, também chega à órbita a partir da fossa média do crânio pela **fissura orbital superior (7)**. Entram na órbita, entre outros, os nervos cranianos III, IV, V1 e VI. Na **asa maior (3f)** do osso esfenoide, é possível observar, lateralmente à sela turca e anteriores à ponta da **pirâmide petrosa (parte petrosa do osso temporal, 3g)**, o **forame redondo (8)**, o **forame oval (9)** e o **forame espinhoso (10)**. Eles representam os pontos de passagem para o segundo e terceiro ramos do nervo trigêmeo (NC V) (nervo maxilar [V2]: forame redondo; nervo mandibular [V3]: forame oval) e para a artéria meníngea média (forame espinhoso). O **forame lacerado (11)** é fechado no crânio não macerado por uma placa cartilagínea. Nele, passam o nervo petroso maior e o nervo petroso profundo. Imediatamente posterior ao forame lacerado, está a abertura interna do **canal carótico (12)**, através da qual a artéria carótida interna alcança o interior do crânio.

Fossa posterior do crânio (III). Posteroinferiormente ao dorso da sela e no ângulo da parte petrosa do osso temporal, começa a fossa posterior do crânio. Através do **forame magno (13)** passam, entre outros, parte do tronco encefálico e as artérias vertebrais. Estas se unem no interior do crânio no **clivo (14)** para formarem a artéria basilar. Na fossa posterior do crânio, podem ser encontrados o **sulco do seio transverso (15)** e o **sulco do seio sigmoide (16)**. Essas depressões são causadas pelos seios venosos da dura-máter. O sulco do seio sigmoide conduz para o **forame jugular (17)**. Ali, o seio sigmoide desemboca na veia jugular interna. Superiormente ao forame jugular, reconhece-se o **meato acústico interno (18)**, através do qual os nervos facial (NC VII) e vestibulococlear (NC VIII) entram na parte petrosa do osso temporal.

Clínica

Como a base do crânio tem numerosos pontos de passagem para os nervos e os vasos sanguíneos, essas estruturas ficam vulneráveis em caso de **fratura da base do crânio**: por um lado, pode ocorrer **hemorragia intracraniana** a partir dos seios venosos da dura-máter ou das artérias meníngeas; por outro, as lesões nervosas causam, dependendo do nervo afetado, **paralisia característica, comprometimento da sensibilidade ou outros déficits**. Por exemplo, fraturas da parte petrosa do osso temporal que lesionam a orelha interna provocam **distúrbios da audição e do equilíbrio**.

7.2 Vista interna da base do crânio

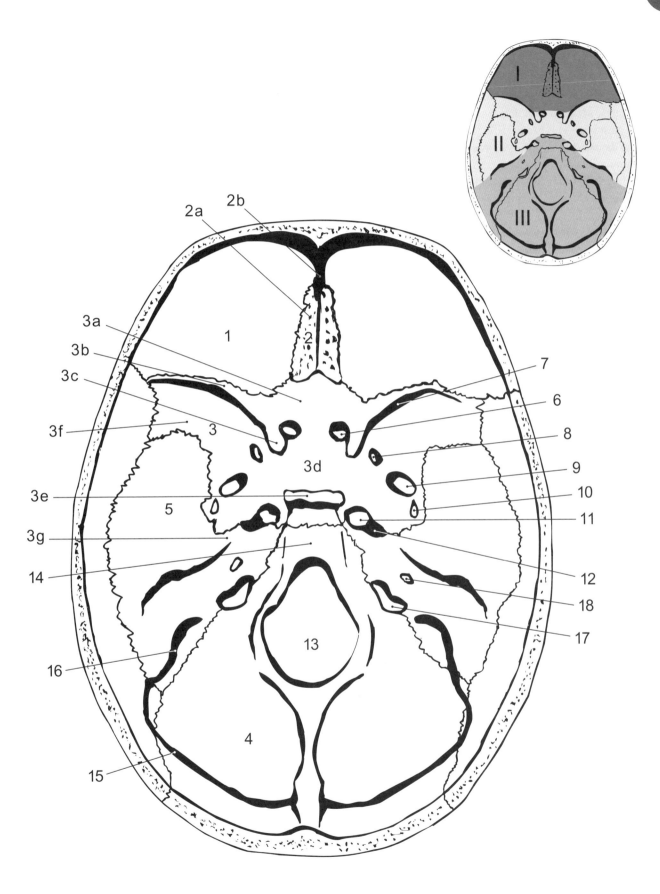

Figura 7.2

7.3 Vista externa da base do crânio

A base externa do crânio torna-se visível após a remoção da mandíbula, sendo seu terço anterior pertencente ao viscerocrânio e seu terço posterior, ao neurocrânio (ver Seção 7.1).

O palato duro consiste, na parte anterior, no **processo palatino da maxila (1)**. Ambos os processos palatinos incluem o **forame incisivo (2)** na linha média. A borda posterior do palato delimita a também pareada **lâmina horizontal do osso palatino (3)**, que é perfurada pelo **forame palatino maior (4)**.

Seguindo a borda do palato, observa-se a saída posterior da cavidade nasal, os **cóanos (5)**. Entre eles, o **vômer (6)** forma a parte posterior do septo nasal ósseo.

Partindo do corpo do **osso esfenoide (7)**, a **asa maior do esfenoide (8)** expande-se lateralmente em ambos os lados. Na base da asa maior pode-se reconhecer o **forame oval (9)** e o **forame espinhoso (10)**. O terceiro ramo do nervo trigêmeo (NC V) (nervo mandibular [V3]) atravessa o forame oval e a artéria meníngea média, forame espinhoso.

Inferiormente, em ambos os lados do osso esfenoide, surge o processo pterigoide com as **lâminas lateral (11)** e **medial (12)**. A **lâmina lateral (11)** serve como uma âncora para o músculo pterigóideo lateral. Na fossa pterigóidea entre as duas lâminas, origina-se o músculo pterigóideo medial. A **lâmina medial (12)** termina no **hâmulo pterigóideo (13)**.

No **osso temporal (14)** está localizado o **canal carótico (15)**, através do qual a A. carótida interna entra no crânio. Lateralmente, encontra-se o **processo estilóideo (16)**, que serve como fixação para parte da musculatura supra-hióidea. Diretamente posterior à base do processo estiloide está localizado o **forame estilomastóideo (17)**, o local de saída do nervo facial (VII). Ao osso temporal também pertence o **processo mastoide (18)**, com o **forame mastoide localizado posteriormente (19)**. Anteriormente ao **meato acústico externo (20)**, a **fossa mandibular (21)** forma a fossa articular da ATM. Na região occipital da base do crânio, a borda posterior da parte basal do **osso temporal (14)**, em conjunto com o **osso occipital (22)**, delimita o **forame jugular (23)**, que é circundado pela fossa jugular e no qual começa a veia jugular interna.

O **forame magno (24)** atravessa o **osso occipital (22)** e une o interior do crânio com o canal vertebral. O forame magno serve, entre outras coisas, como passagem para partes do tronco encefálico ou para as artérias vertebrais. Anterior ao forame magno, encontra-se, na parte basal do osso occipital, o **tubérculo faríngeo (25)**, que serve como local de ancoragem para a musculatura faríngea. Lateral ao forame magno, estão os **côndilos occipitais (26)**, dois processos articulares biconvexos que formam, com a vértebra cervical mais alta (atlas), a articulação atlanto-occipital.

7.3 Vista externa da base do crânio

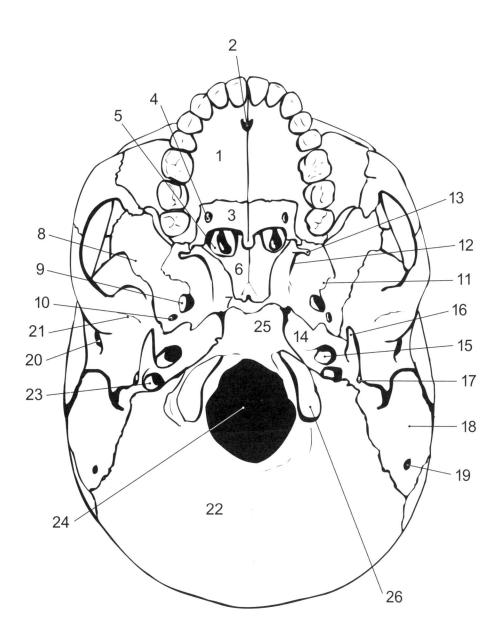

Figura 7.3

7.4 Músculos da expressão facial

Os músculos da expressão facial são estriados e localizados na região da cabeça e do pescoço no tecido adiposo subcutâneo; não apresentam fáscia e irradiam diretamente para a pele. Isso lhe possibilita movimentos finos, que são necessários para as expressões faciais. Os músculos da expressão facial são supridos pelos ramos terminais motores do nervo facial (NC VII).

Região frontal. O **músculo epicrânio (1)** estende-se anteriormente, desde o occipúcio até o osso frontal. É dividido pela **aponeurose epicrânica (2)** em um ventre frontal e um ventre occipital (não mostrada na figura). Possibilita o franzimento da testa.

Região orbital. No **músculo orbicular do olho (3)**, pode-se diferenciar uma parte orbital na borda da órbita e uma parte palpebral, que cobre as pálpebras. As fibras do músculo correm circularmente ao redor do olho. Elas induzem tanto o movimento das pálpebras quanto o forte aperto do olho.
O **músculo corrugador do supercílio (4)** segue da raiz do nariz um pouco para cima lateralmente até a metade da sobrancelha. Ele coloca a pele sobre a raiz do nariz em dobras verticais.

Região da boca e da bochecha. As fibras do **músculo orbicular da boca (5)** envolvem a boca de maneira circular. Uma parte das fibras (parte labial) forma a superfície do lábio. Dependendo da tensão das diferentes partes do músculo, a rima da boca fica fechada, discretamente aberta ou em posição de beijo.
O **músculo abaixador do lábio inferior (6)** fixa-se na mandíbula e se irradia para o lábio inferior, deslocando-o para baixo. Medialmente ao músculo abaixador do lábio inferior, estende-se o **músculo mentual (7)**, desde os processos alveolares dos dentes incisivos inferiores até as reentrâncias do mento. Suas fibras puxam para cima a pele do mento, criando um sulco entre o mento e o lábio inferior. Lateralmente ao músculo abaixador do lábio inferior está o **músculo abaixador do ângulo da boca (8)**. Suas fibras na região do ângulo da boca se irradiam para o músculo orbicular da boca e tracionam esse ângulo para baixo.
As fibras do **músculo risório (9)** estendem-se da pele da bochecha até o ângulo da boca. Elas movimentam a boca no riso e originam as linhas do sorriso. Os **músculos zigomáticos maior (10) e menor (11)** originam-se no arco zigomático e seguem pela bochecha até o ângulo da boca e do lábio superior. Eles são músculos típicos do riso, que criam uma expressão de rosto feliz.
O **músculo levantador do lábio superior e da asa do nariz (12)** está localizado medialmente a esses músculos; ele segue da margem infraorbital para o lábio superior e o eleva, assim como as narinas. O **músculo levantador do ângulo da boca (13)** segue do forame infraorbital para o ângulo da boca e o puxa superiormente.
Os **músculos nasais (14)** são encontrados, um de cada lado da linha mediana, sobre o esqueleto nasal, e sua parte transversa levanta o lábio superior e cria um sulco entre o nariz e a boca. A parte alar irradia em ambos os lados para a aponeurose posterior do nariz e consegue, assim, puxar a parte cartilagínea do nariz para baixo.
Após a remoção da camada superficial dos músculos da expressão facial, o **músculo bucinador (15)** torna-se visível na bochecha. Ele forma a base muscular da bochecha, é alongado quando ambas são infladas e pode, então, comprimir o ar com o músculo orbicular da boca. Com efeito unilateral, ele puxa o ângulo da boca para o mesmo lado. Ao mastigar, ele pode empurrar a comida alcançada entre a linha de dentes e a bochecha de volta para a cavidade oral.
No lado esquerdo da cabeça, como mostrado na figura, após a preparação da camada superficial, também é visível a **glândula parótida (16)** com o seu **ducto parotídeo (17)**. Este cruza o **músculo masseter (18**; pertencente aos músculos mastigatórios e suprido por ramos do nervo mandibular [V3]), assim como o corpo adiposo da bochecha, e finalmente trespassa o músculo bucinador para desembocar no vestíbulo oral oposto ao segundo molar superior.

Região cervical. Os músculos da expressão facial estendem-se pelo **músculo platisma (19)** através da região cervical até a clavícula. Quando o músculo platisma está tensionado, suas fibras ficam visíveis como dobras longitudinais através da pele.

> **Notas**
>
> Os músculos da expressão facial são estriados e não apresentam fáscia. Eles estão localizados no tecido adiposo subcutâneo da cabeça e do pescoço e são supridos pelos ramos terminais motores do nervo facial (NC VII).

> **Clínica**
>
> Para o **teste clínico funcional do nervo facial (NC VII)**, o paciente é solicitado a franzir a testa, apertar bem os olhos, mostrar os dentes e posicionar a boca como se quisesse assobiar. Enquanto na **paralisia facial periférica** ocorre falha de todos os músculos da expressão facial do lado afetado, o franzimento da testa e o fechamento da pálpebra ainda são possíveis na **paralisia facial central**.

7.4 Músculos da expressão facial

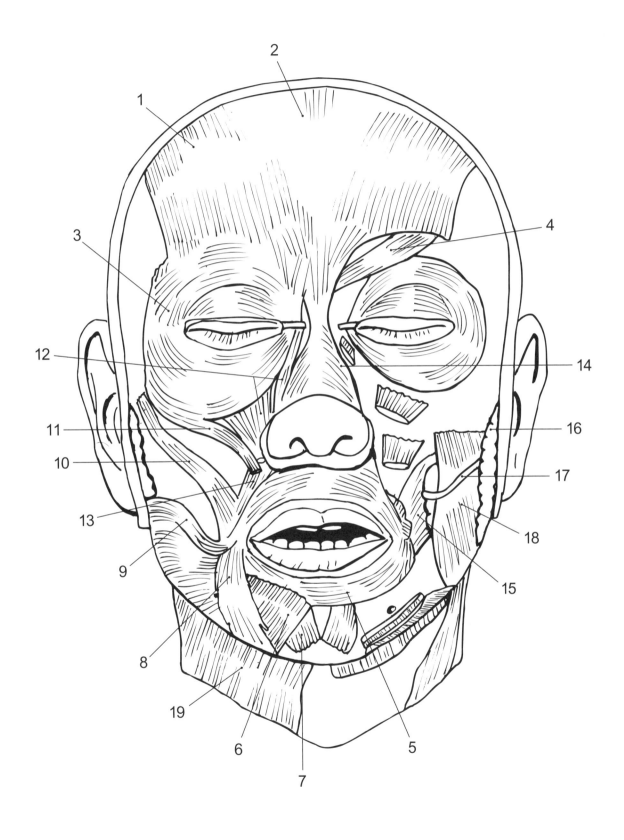

Figura 7.4

7.5 Articulação temporomandibular e músculos da mastigação

ATM. Ela se torna visível após a remoção do osso zigomático; no corte sagital, a ATM aberta é visível.
A ATM é uma articulação do tipo sinovial condilar; ela permite tanto a abertura quanto o fechamento da boca, bem como movimentos de deslizamento da mandíbula.
A ATM é composta das seguintes partes:
- Fossa mandibular
- Disco articular
- Cabeça da mandíbula.

A cavidade articular da ATM é formada pela **fossa mandibular (1)** e pelo **osso temporal (2)**. Ela é delimitada anteriormente por uma leve elevação, o tubérculo articular (não mostrado na figura). A cavidade articular se articula com a **cabeça (4)** da **mandíbula (5)** graças ao **disco articular (3)** fibrocartilagíneo.
O disco articular estabelece a congruência das superfícies articulares. Por ser deslocável, consegue, assim, aumentar a superfície articular posteriormente durante os movimentos de deslizamento. A ATM tem uma cápsula articular, na qual estão fixados os músculos da mastigação (ver a seguir).

Músculos da mastigação. São os seguintes:
- M. pterigóideo medial
- M. pterigóideo lateral
- M. masseter
- M. temporal.

O **músculo pterigóideo medial (6)** origina-se na fossa pterigóidea do osso esfenoide (não mostrado), tem orientação descendente e se insere no lado interno do **ângulo da mandíbula (7)**, na tuberosidade pterigóidea. Ali ele está bem ligado ao músculo masseter, fixado no lado externo, de modo que uma alça muscular é criada em torno do corpo da mandíbula.
O **músculo pterigóideo lateral (8)** origina-se, composto de duas cabeças, na lâmina lateral do processo pterigoide e na crista infratemporal da asa maior do osso esfenoide (não mostrado). Ele segue quase horizontalmente para trás, para o **colo da mandíbula (9)**, assim como para o **disco articular (3)** e para a cápsula articular da ATM.
O **músculo masseter (10)** origina-se no ângulo inferior do **arco zigomático (11)**, tem orientação descendente e se insere no lado externo do corpo da mandíbula, no **processo coronoide (12)**.

O **músculo temporal (13)** origina-se com base ampla na escama do osso temporal, segue, medialmente ao arco zigomático, inferiormente e se insere no processo coronoide.
Os músculos da mastigação são inervados por ramos curtos do nervo mandibular (V3), a partir da sua "parte menor" (ver Seção 7.6).

Movimento de mastigação. A boca é aberta com a ajuda do músculo pterigóideo lateral, por meio dos músculos do assoalho da boca. A oclusão da boca e a mordida são essencialmente efetuadas pelo músculo temporal e pela alça muscular do músculo masseter e do músculo pterigóideo medial. Durante os movimentos de deslizamento na ATM, as diferentes porções dos quatro músculos mastigatórios interagem em diferentes planos. Especialmente o músculo pterigóideo lateral, devido ao seu trajeto horizontal, consegue deslocar a mandíbula anteriormente. O disco articular também é puxado anteriormente, aumentando, assim, a cavidade articular.

Clínica

Em alguns pacientes, a abertura extrema da boca resulta em **luxação da cabeça da mandíbula**. Nesse caso, esta se move anteriormente a partir da cavidade articular e é presa antes do tubérculo da mandíbula, resultando em seu doloroso **bloqueio**. No reposicionamento, a mandíbula é, primeiro, orientada inferiormente no tubérculo articular e depois de volta à cavidade articular.

7.5 Articulação temporomandibular e músculos da mastigação

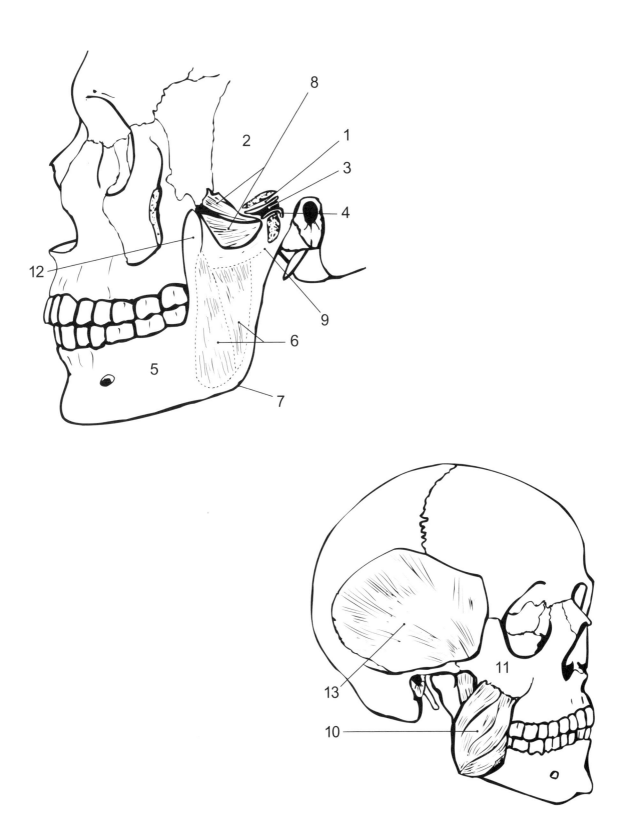

Figura 7.5

7.6 Região facial profunda

Após a remoção dos músculos da expressão facial, do músculo masseter, do arco zigomático e dos processos condilar e coronoide, chega-se à região facial profunda. Esta se estende lateralmente do arco zigomático e dos ramos da mandíbula medialmente até a faringe e o processo pterigoide do osso esfenoide.

A região facial profunda é amplamente preenchida pelo **músculo pterigóideo lateral (1)** e pelo **músculo pterigóideo medial (2)**. Entre eles, encontram-se os locais de ramificação da artéria maxilar e do nervo mandibular (V3).

A **artéria maxilar (3)** ramifica-se como um ramo terminal da **artéria carótida externa (4)** posteriormente ao colo mandibular. O segundo grande ramo terminal da A. carótida externa, a **artéria temporal superficial (5)**, segue superoanteriormente à orelha, com o **nervo auriculotemporal (6)**, para se ramificar superficialmente na região temporal (ver Seção 7.10).

A artéria maxilar divide-se na região facial profunda em seus ramos terminais, dos quais são reconhecíveis:
- Artéria alveolar inferior
- Artéria bucal
- Artéria temporal profunda
- Artéria infraorbital.

Os ramos terminais da artéria maxilar são acompanhados pelos ramos terminais do nervo mandibular (V3) de mesmo nome (não mostrados). A **artéria alveolar inferior (7)** segue com o **nervo alveolar inferior (8)** de mesmo nome, no **canal alveolar** (aqui aberto) da mandíbula. Antes de entrar no canal, o nervo alveolar inferior emite o **nervo milo-hióideo (9)**, que segue para o trígono submandibular e supre partes dos músculos do assoalho da boca.

A **artéria bucal (10)** segue com o **nervo bucal (11)** para o **músculo bucinador (12)** e ali se anastomosa com ramos da artéria facial, que se originam da artéria carótida externa (não mostrada).

Os ramos da **artéria temporal profunda**, as **artérias temporais profundas anterior (13a)** e **posterior (13b)**, ramificam-se com os **nervos temporais profundos anterior (14a)** e **posterior (14b)**, que os acompanham nas partes profundas do **músculo temporal (15)**.

A **artéria infraorbital (16)** segue com o **nervo infraorbital (17)** na região do **forame infraorbital (18)**, na superfície. No canal infraorbital, difundem-se da artéria infraorbital ramos para os dentes e para a gengiva inferiormente. Como ramo terminal do nervo mandibular (V3), o **nervo lingual (19)** aparece entre os músculos pterigóideos medial e lateral e, em seguida, continua em direção descendente para o trígono submandibular. Preso ao nervo lingual está o nervo corda do tímpano, que contém fibras parassimpáticas pré-ganglionares e fibras gustativas a partir do nervo intermédio (não mostradas).

Notas

O **músculo bucinador**, como todos os músculos da expressão facial, é suprido pelo **nervo facial (NC VII)** e não, por exemplo, pelo nervo bucal a partir do nervo mandibular (V3), que é responsável pela inervação sensitiva da pele e da mucosa da bochecha.

O **nervo mandibular (V3)** é o terceiro ramo do importante nervo craniano **sensitivo**, o nervo trigêmeo (NC V). No entanto, o nervo mandibular (V3) também contém fibras **eferentes viscerais especiais** da chamada **parte menor**, que, com ramos curtos, supre os músculos da mastigação e, via nervo milo-hióideo, partes dos músculos do assoalho da boca.

O **nervo corda do tímpano** une-se, em seu trajeto, ao nervo lingual sensitivo. No entanto, as suas fibras parassimpáticas têm origem no **nervo intermédio** (uma parte do nervo facial [NC VII]).

Clínica

Antes da sua entrada no forame mandibular a partir da cavidade oral, o **nervo alveolar inferior** pode ser anestesiado pelo chamado **bloqueio anestésico (anestesia regional)**, o que promove analgesia durante intervenções nos dentes inferiores.

7.6 Região facial profunda

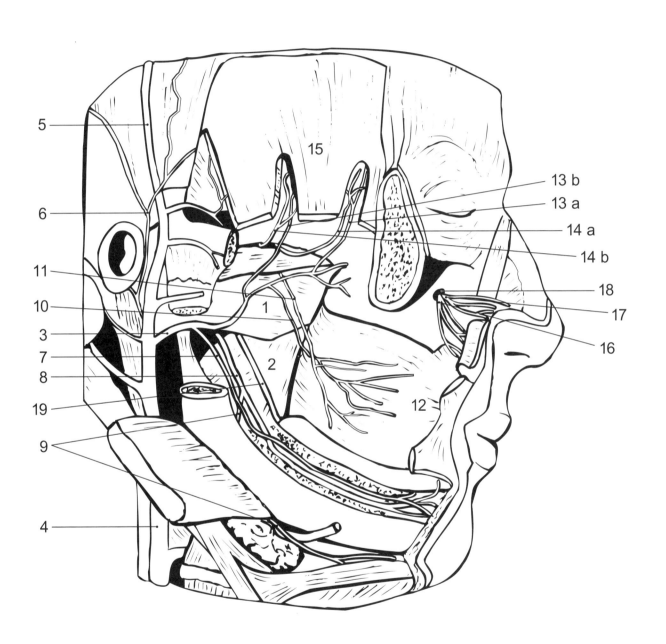

Figura 7.6

147

7.7 Órbita e músculos extrínsecos do bulbo do olho

Órbita. A órbita tem a forma de uma pirâmide de quatro lados, cuja base segue anterior e seu ápice, posteriormente. A figura superior mostra a órbita direita. A órbita consiste nos seguintes ossos:
- **Osso frontal (1a e b)**
- **Osso zigomático (2a-c)**
- **Maxila (3a e b)**
- **Osso lacrimal (4)**
- **Osso etmoide (5)**
- **Osso palatino (6)**
- **Osso esfenoide (7a e b)**.

Margens orbitais. O **ádito orbital** delimita cranialmente o **osso frontal (1a)**, lateroinferiormente o **osso zigomático (2a)** e medial-inferiormente a **maxila (3a)**.

A **parede nasal da órbita** é composta do **osso lacrimal (4)**, que apresenta uma protrusão significativa para o saco lacrimal, e da **lâmina orbital do osso etmoide (5)**. Através de sua fina parede óssea, os espaços pneumáticos do osso etmoide (células etmoidais) podem ser transiluminados.

O **assoalho orbital** é formado pelo **osso zigomático (2b)**, pela **maxila (3b)** e pelo **processo orbital do osso palatino (6)**. No caso de um seio maxilar de grandes dimensões, o assoalho da órbita pode ser muito fino nesse local da maxila.

A **parede temporal da órbita** consiste na face orbital do **osso zigomático (2c)** e na **asa maior do osso esfenoide (7a)**.

O **teto da órbita** é formado pela **face orbital do osso frontal (1b)** e pela **asa menor do osso esfenoide (7b)**.

A **fissura orbital inferior (8)** separa a parede temporal do assoalho da órbita, já a **fissura orbital superior (9)** situa-se entre o teto e a parede temporal e funciona, entre outros, como uma passagem para os nervos oculomotor (NC III), troclear (NC IV) e abducente (NC VI), bem como para a veia oftálmica.

O nervo óptico (NC II) e a artéria oftálmica penetram na órbita através do **canal do nervo óptico (10)**.

Músculos extrínsecos dos olhos. Os seis músculos extrínsecos dos olhos são estriados, contraem-se voluntariamente, movem o **bulbo do olho (11)** e, assim, possibilitam mudança na direção do olhar. A figura inferior mostra os músculos do bulbo do olho direito em vista superior. Os seguintes músculos podem ser destacados:
- **Quatro músculos extrínsecos retos** (reto superior, reto inferior, reto lateral e reto medial)
- **Dois músculos extrínsecos oblíquos** (oblíquo superior e oblíquo inferior).

Os quatro músculos extrínsecos retos originam-se na profundidade da órbita na região do **canal do nervo óptico (10)**. Eles avançam em linha reta e se irradiam para a esclera do bulbo do olho. De acordo com o trajeto, eles giram o bulbo do olho em sentido superior, inferior, paratemporal ou paranasal.

O músculo reto lateral é suprido pelo nervo abducente (NC VI), e todos os outros músculos retos do olho são supridos pelo nervo oculomotor (NC III).

O **músculo oblíquo superior (16)**, com os músculos retos do olho, tem origem na região do **canal do nervo óptico (10)** e segue, então, anteriormente através do músculo reto medial na parede nasal da órbita. Ali, ele é redirecionado em uma alça tendinosa, a **tróclea (17)**, na direção de movimento e, então, irradia-se oblíqua e posteriormente seguindo no lado superior do bulbo do olho. O músculo oblíquo superior é suprido pelo nervo troclear (NC IV) e provoca rebaixamento da mirada do olhar, bem como rotação interna e abdução do bulbo do olho.

O **músculo oblíquo inferior (18)** origina-se como o único músculo extrínseco do bulbo do olho localizado no assoalho da órbita e circunda o bulbo do olho obliquamente. É suprido pelo nervo oculomotor (NC III) e provoca elevação da mirada do olhar, bem como rotação externa e abdução do bulbo do olho.

Notas

Músculos do olho	Inervação	Direção do olhar
Músculo oblíquo superior	Nervo troclear (NC IV)	Temporal inferior
Músculo reto lateral	Nervo abducente (NC VI)	Temporal
Músculo reto superior	Nervo oculomotor (NC III)	Superior
Músculo reto inferior	Nervo oculomotor (NC III)	Inferior
Músculo reto medial	Nervo oculomotor (NC III)	Nasal
Músculo oblíquo inferior	Nervo oculomotor (NC III)	Temporal superior

Clínica

Na **paralisia de um músculo extrínseco do bulbo do olho**, ocorre desvio da posição central do bulbo do olho em direção dos antagonistas do músculo paralisado. O paciente geralmente se queixa de **visão dupla (diplopia)**, que é exacerbada quando a pessoa tenta direcionar o olhar na direção de tração do músculo paralisado.

7.7 Órbita e músculos extrínsecos do bulbo do olho

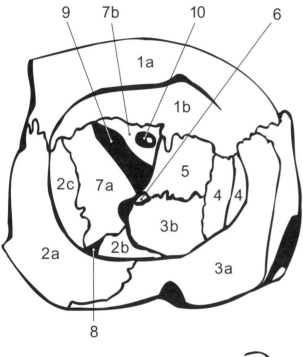
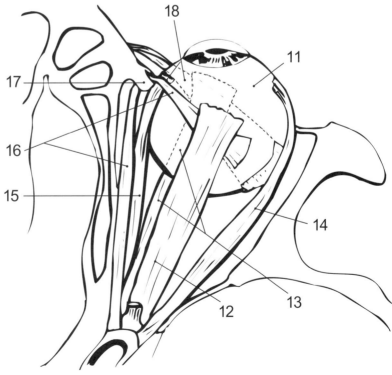

Figura 7.7

149

7.8 Corte horizontal do bulbo do olho direito

Seguindo o trajeto de um feixe de luz através do olho, primeiro se encontra a **córnea (1)**, que é transparente, convexa anteriormente e contribui com sua força de refração fixa para a força de refração total do olho. A córnea não tem vasos sanguíneos, mas é nutrida por difusão.

Atrás da córnea está a **câmara anterior do olho (2)**, preenchida com humor aquoso. Este é formado na **câmara posterior do olho (3)**, na região do **corpo ciliar (4)**, passa pela **pupila (6)** delimitada pela **íris (5)** para a câmara anterior do olho e é reabsorvido no **canal de Schlemm (7)**.

Na **íris (5)**, estão localizados os músculos esfíncter e dilatador da pupila. O **músculo esfíncter da pupila (8)** segue circularmente na borda interna da íris e estreita a pupila. O **músculo dilatador da pupila (9)** apresenta fibras radiais e, portanto, alarga a pupila. A parte posterior da íris está em contato, na região da pupila, com a **lente (10)**, que é transparente e biconvexa. Ela tem a função de acomodação, ou seja, altera a força de refração do olho dependendo da distância do objeto fixo. A lente é suspensa sobre **fibras zonulares (11)** no **corpo ciliar (4)**. O movimento das fibras zonulares mantém a lente em estado achatado, no qual ela tem força de refração mais baixa. Quando o músculo ciliar localizado no corpo ciliar contrai, o corpo ciliar se protrai e as fibras zonulares relaxam. Como resultado, a lente pode retornar à sua posição de descanso mais curva, e a sua força de refração aumenta (acomodação a um ponto próximo).

O **corpo vítreo (12)** liga-se posteriormente à lente. Ele preenche a maior parte do bulbo do olho e consiste em uma geleia transparente, rica em água.

O corpo vítreo é diretamente contíguo à **retina (13)**. O local de visão mais aguda, a **fóvea central (14)**, situa-se no centro do eixo visual e é caracterizado por fotorreceptores justapostos e muito densos. Nasalmente à fóvea central, o **nervo óptico (15)** penetra no bulbo do olho. No ponto em que ele chega à retina, encontra-se o **disco do nervo óptico (16)**; também é chamado de ponto cego, porque não há fotorreceptores nessa região.

Externamente, a retina se une à **corioide (17)**. Nela seguem os ramos da artéria e da veia oftálmicas para irrigação e drenagem do olho. A camada mais externa do bulbo do olho é a **esclera (18)**. Os **músculos extrínsecos do bulbo do olho (19)**, que movem o bulbo, irradiam-se para a esclera.

Notas

A inervação parassimpática do **músculo esfíncter da pupila** é feita pelo nervo oculomotor (NC III), contraindo-a. A inervação simpática do **músculo dilatador da pupila** é feita pelos gânglios cervicais do tronco simpático, dilatando-a.

Clínica

Na **miopia**, o diâmetro longitudinal do bulbo do olho é muito longo comparado à força de refração. Os feixes de luz refratados pela lente se unem à frente da retina, criando uma imagem borrada.

Em caso de **hipermetropia**, o diâmetro longitudinal do bulbo do olho é muito curto. Também é criada uma imagem borrada, porque os feixes de luz refratados se unem apenas atrás da retina.

7.8 Corte horizontal do bulbo do olho direito

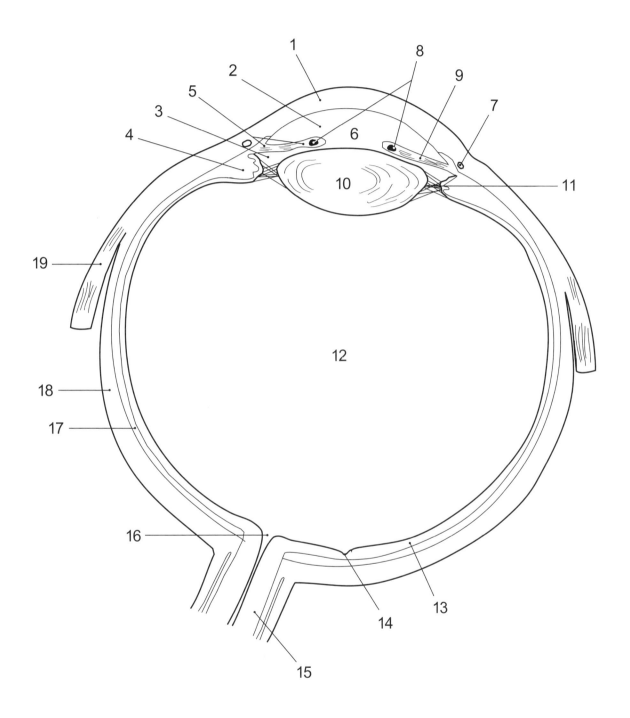

Figura 7.8

151

7.9 Meato acústico e orelha média

O órgão da audição e do equilíbrio é uma estrutura complexa na parte petrosa do **osso temporal (1)**. A figura mostra um corte oblíquo do **meato acústico externo**, a **orelha média** e o **meato acústico interno**.

Meato acústico externo (I). O meato acústico externo começa cartilagíneo na orelha externa e penetra no osso temporal na área do poro acústico externo; seu trajeto é levemente curvo em forma de S, passando de superior, lateral e posterior para inferior, medial e anterior. O meato acústico externo termina com a fina e translúcida **membrana timpânica (2)**, que forma, assim, o limite entre a orelha externa e a cavidade timpânica. A membrana timpânica é oval e, no meio, afunilada, formando o umbigo da membrana timpânica. O cabo do martelo (extremidade inferior do martelo) se insere na face timpânica da membrana timpânica.

Orelha média (II). A orelha média contém os três ossículos da audição:
- **Martelo (3)**
- **Bigorna (4)**
- **Estribo (5)**.

O **martelo (3)**, que aqui foi parcialmente removido, vem em primeiro lugar na cadeia de ossículos da audição e é seguido pela **bigorna (4)**. Ela também foi aqui removida até o seu processo lenticular. A bigorna comunica-se com o **estribo (5)**.
Os ossículos da audição são articulados entre si e transmitem as vibrações da membrana timpânica desencadeadas pelas ondas sonoras à orelha interna preenchida por perilinfa. O estribo insere-se na **janela do vestíbulo** (conhecida na prática clínica como **janela oval, 6**).
A cavidade timpânica é revestida por membrana mucosa e se comunica com as **células pneumáticas do processo mastoide (7)**. Através da cavidade timpânica, o **nervo corda do tímpano (8)** segue entre o martelo e a bigorna. Esse ramo do nervo intermédio contém fibras gustativas e parassimpáticas pré-ganglionares; atravessa a fissura petrotimpânica até a base externa do crânio.
Separado da orelha média apenas por uma fina parede óssea, o **nervo facial (NC VII, 9)** segue no canal nervoso.

Orelha interna (III). A orelha interna é funcionalmente dividida nos órgãos de audição e de equilíbrio. A figura mostra essencialmente o órgão da audição, que se encontra na cóclea.
A **cóclea (10)**, constituída por ossos, apresenta duas voltas e meia. Nela, há três cavidades diferentes:
- **Rampa do vestíbulo**
- **Rampa do tímpano**
- **Ducto coclear**.

A **rampa do vestíbulo (11)** e a **rampa do tímpano (12)** começam na janela do vestíbulo e no **vestíbulo (13)**. A rampa do vestíbulo sobe em espiral até o ápice da cóclea. Ali ela é conectada à rampa do tímpano, no chamado helicotrema; este gira de volta para a base da cóclea e termina na janela da cóclea (conhecida na prática clínica como janela redonda, não mostrada), que faz fronteira com a cavidade timpânica. Entre a rampa do tímpano e a rampa do vestíbulo, ambas preenchidas com perilinfa, encontra-se o **ducto coclear (14)**, que é preenchido por endolinfa e contém as células sensoriais (células ciliadas), com as quais são percebidas as vibrações da perilinfa e, por fim, os sinais acústicos.
Os sinais das células sensoriais são direcionados para o cérebro pelo **nervo coclear (15)**. Este se une ao **nervo vestibular (16)** a partir do órgão do equilíbrio e segue, como **nervo vestibulococlear (NC VIII, 17)**, para o **meato acústico interno (18)**.
A partir do órgão do equilíbrio, podem-se ver, nesse corte, apenas segmentos do **canal semicircular posterior (19)**.

Clínica

Em indivíduos saudáveis, a membrana timpânica é de cor perolada, translúcida e afunilada. Isso cria, no exame otoscópico, um típico reflexo de luz no quadrante anterior inferior da membrana timpânica. **Alterações da cor e desaparecimento dos reflexos de luz** indicam processos patológicos do tímpano e/ou da orelha média.
Podem ocorrer inflamações na orelha média revestida por túnica mucosa, o que também pode afetar as células mastóideas, especialmente em crianças. Isso não só causa **dor e alteração na condução do som**, mas também pode se expandir para as **estruturas da fossa média do crânio** em infecções mais prolongadas devido à proximidade anatômica.

7.9 Meato acústico e orelha média

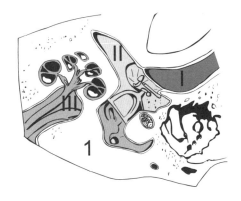

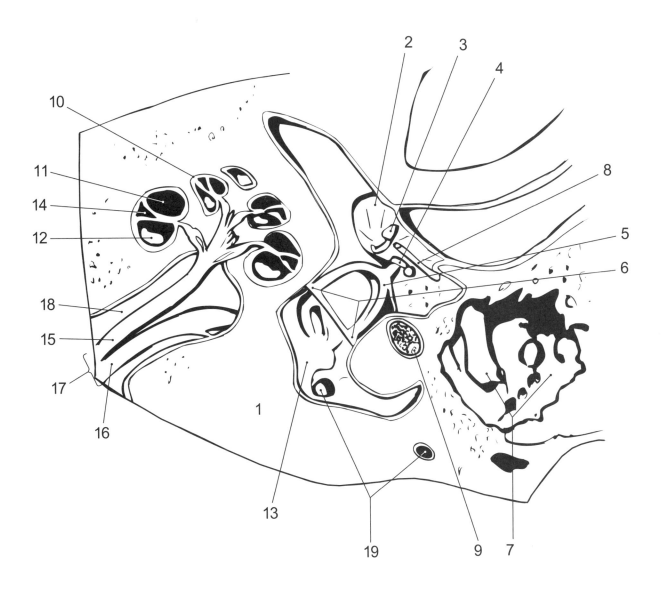

Figura 7.9

153

7.10 Artérias da cabeça

A **artéria carótida comum (1)** bifurca-se, na região cervical, no nível da cartilagem tireóidea, em A. carótida externa e em A. carótida interna.

Enquanto a **artéria carótida interna (2)** estende-se para a base do crânio sem mais ramificações, a **artéria carótida externa (3)** se subdivide no pescoço e na cabeça nos seguintes ramos:

- A **artéria tireóidea superior (4)** sai como primeiro ramo e se estende arqueada inferiormente até a borda superior da glândula tireoide
- A **artéria lingual (5)** não é mostrada em detalhes. Ela se curva anteriormente e segue ali, na região do assoalho da boca. Supre a língua, partes da cavidade oral e o assoalho da boca
- A **artéria facial (6)** segue rostralmente sob a glândula submandibular (não mostrada), e se curva na margem anterior do músculo masseter em volta da margem da mandíbula. Ali, pode-se sentir o seu pulso. Ela supre o rosto. O seu ramo terminal, a **artéria angular (7)**, se anastomosa na região do ângulo medial do olho com a artéria oftálmica, a partir da artéria carótida interna (não mostrada)
- A pequena **artéria faríngea ascendente (8)** não é mostrada em detalhes. Ela ascende na parede lateral da faringe. Um de seus ramos terminais, a artéria meníngea posterior, segue para o interior do crânio através do forame jugular, suprindo partes da dura-máter
- A **artéria occipital (9)** segue sob o ventre posterior do músculo digástrico (não mostrado) em sentido occipital e gira, então, em direção cranial. Lateralmente ao músculo trapézio, ela chega, no occipúcio, novamente à superfície e se divide em seus ramos terminais. A artéria occipital supre o occipício e partes do pescoço
- A **artéria auricular posterior (10)**, a saída mais alta da artéria carótida externa, segue posteriormente à orelha externa. Supre partes da orelha externa e do processo mastoide, mas também partes da orelha média e das células mastóideas (artéria timpânica posterior).

A **artéria temporal superficial (11)** e a **artéria maxilar (12)** são os ramos terminais da artéria carótida externa:

- A **artéria temporal superficial (11)** segue, a princípio, inferiormente à glândula parótida e chega, antes do canal auditivo externo, novamente à superfície. Ela emite a **artéria facial transversa (13)**, que segue abaixo do arco do osso zigomático para a bochecha, e ali se anastomosa com ramos da artéria facial. Na região frontal e na região das têmporas, a artéria temporal superficial se subdivide em seus ramos terminais

- A **artéria maxilar (12)**, ramo terminal mais calibroso da artéria carótida externa, segue anteriormente através da fossa infratemporal rumo à fossa pterigopalatina. A artéria maxilar supre com os seus ramos, entre outros locais, a maxila, a cavidade nasal, o palato, os dentes, os músculos da mastigação e partes da dura-máter.

A **artéria alveolar inferior (14)**, um grande ramo da artéria maxilar, entra no canal mandibular. Ela supre a mandíbula, incluindo os dentes e a gengiva, e, como ramo mentual, retorna à superfície óssea através do forame mentual.

A **artéria infraorbital (15)**, outra ramificação da artéria maxilar, passa pelo canal de mesmo nome para o forame infraorbital. Em seu curso, ela supre partes dos dentes, da gengiva e da mucosa da maxila.

Depois da **artéria carótida interna (2)**, as **artérias vertebrais (16)** representam o segundo mais importante influxo para o suprimento de sangue do cérebro (ver Seção 9.6). Elas surgem em ambos os lados da **artéria subclávia (17)** e seguem em direção ascendente pelos forames transversos de C1 a C6, para, então, entrar no forame magno do crânio. Ali elas se unem no clivo para formar a artéria basilar.

Notas

Pode-se memorizar a **ordem das saídas da artéria carótida externa** por meio das seguintes iniciais, que criam a palavra "TILIFAFAESTOCAUTEMA":

Ti (artéria **ti**reóidea superior)
Li (artéria **li**ngual)
Fa (artéria **fa**cial)
Fa (artéria **fa**ríngea ascendente)
Est (ramo **est**ernocleidomastóideo)
Oc (artéria **oc**cipital)
Au (artéria **au**ricular posterior)
Te (artéria **te**mporal superficial)
Ma (artéria **ma**xilar)

7.10 Artérias da cabeça

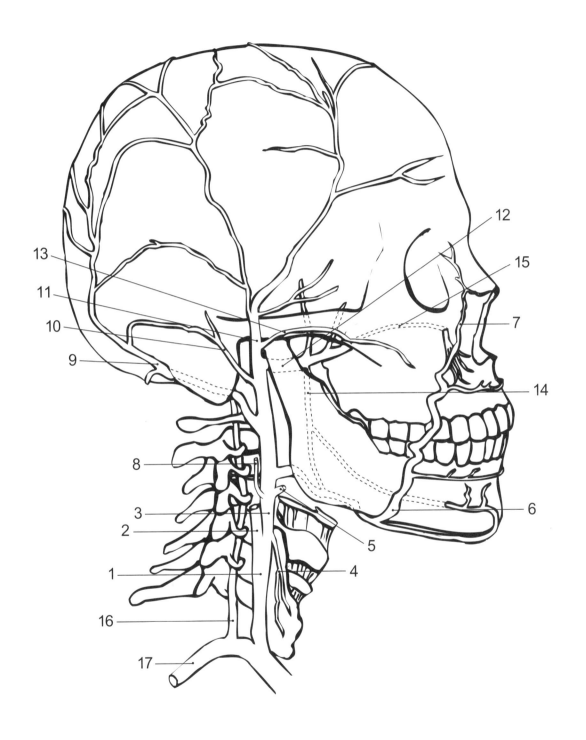

Figura 7.10

7.11 Veias da cabeça

Veia jugular interna. O sangue venoso dos tecidos moles da cabeça e do cérebro é drenado, em grande parte, pela **veia jugular interna (1)**. Ela começa na base do crânio no forame jugular, recebendo o sangue da condução venosa do cérebro. Continuando o curso, ela se localiza, com o nervo vago (X) e a A. carótida comum, na bainha carótica da região cervical e se une, na região da articulação esternoclavicular, à veia subclávia para formar a veia braquiocefálica (não mostrada).

Na veia jugular interna, desemboca a **veia facial (2)**, a qual drena o sangue venoso da região facial:

- A **veia angular (3)** está localizada na região do ângulo medial do olho com **ramos terminais da veia oftálmica (4)** e, portanto, com os condutores de sangue venoso do interior do crânio (ver Seção 9.8)
- A **veia submentual (5)** drena a região do queixo e o assoalho da boca e segue para a veia facial
- A partir da têmpora e da região do vértice, a **veia temporal superficial (6)** segue inferiormente para a **veia retromandibular (7)**, que desemboca na veia facial ou diretamente na veia jugular interna.

A **veia tireóidea superior (8)**, que se origina da glândula tireoide, desemboca um pouco inferior na veia jugular interna.

O **plexo pterigóideo (9)** situa-se na região facial profunda entre os músculos pterigóideos. Ele tem conexões com os condutores de sangue venoso da dura-máter no interior do crânio, com a **veia facial (2)** ou diretamente com a **veia jugular interna (1)**.

O sangue venoso da calvária e da dura-máter é drenado pelas **veias diploicas (10)**, que estão localizadas no osso esponjoso do crânio e podem drenar para os condutores de sangue venoso da dura-máter ou através dos chamados emissários para as veias externas da cabeça.

Veia jugular externa. A partir do occipúcio, a **veia auricular posterior (11)** e a **veia occipital (12)** se unem e formam a **veia jugular externa (13)**. Por meio de anastomoses com a veia retromandibular, esta apresenta conexões com a veia jugular interna. No entanto, ao contrário da veia jugular interna, a veia jugular externa segue inferior e superficialmente sob o M. platisma e desemboca na região da abertura superior do tórax ou na veia jugular interna, na veia subclávia ou na veia braquiocefálica.

Notas

A veia jugular interna representa a principal via de drenagem do sangue venoso a partir dos tecidos moles da cabeça e do cérebro. As válvulas venosas são raras na região da cabeça e do pescoço, de modo que é possível haver **fluxo sanguíneo bidirecional**.

Clínica

Graças à **veia angular (3)**, existe uma conexão entre as vias de drenagem extracranianas e os seios venosos da dura-máter no interior do crânio. Agentes patogênicos conseguem, em determinadas circunstâncias, chegar **ao interior do crânio a partir da região lateral** da face (p. ex., no caso de abscessos) e ali desencadear trombose venosa.

7.11 Veias da cabeça

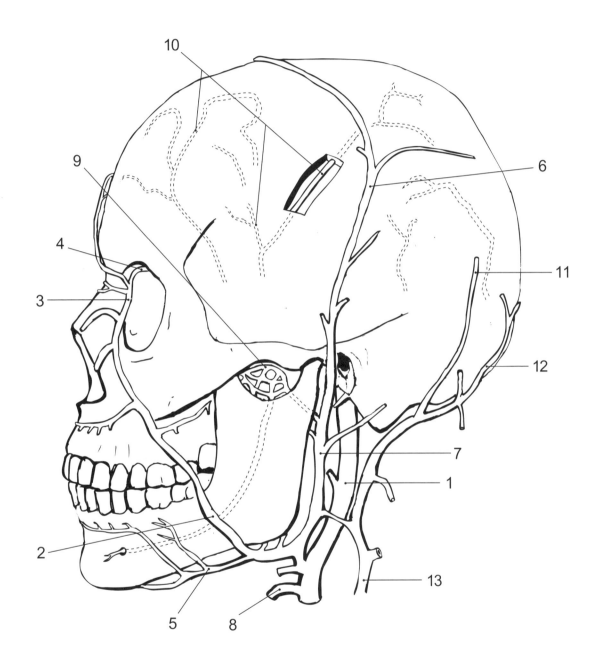

Figura 7.11

8.1 Regiões do pescoço

No pescoço, podem ser delimitadas duas grandes regiões topográficas:
- **Região cervical anterior (I)**
- **Região cervical lateral (II)**.

Região cervical anterior (I). Essa região é delimitada pela **margem inferior da mandíbula (1)**, pela linha mediana do pescoço e pela margem anterior do **músculo esternocleidomastóideo (2)**. Na região cervical anterior, outras regiões podem ser discriminadas:
- **Trígono submandibular (Ia)**
- **Trígono carótico (Ib)**.

O **trígono submandibular (Ia)** é a região entre a margem inferior da **mandíbula (1)** e os dois ventres do **músculo digástrico (3)**. Entre outras estruturas, nesse trígono se encontra a **glândula salivar submandibular (4)**. A **musculatura do assoalho da boca (5)** delimita o trígono submandibular em relação à cavidade oral.

O **trígono carótico (Ib)** está localizado entre a margem inferior do ventre posterior do **músculo digástrico (3)**, a margem anterior do **músculo esternocleidomastóideo (2)** e o ventre superior do **músculo omo-hióideo (6a)**. Essa região é assim denominada em virtude da A. carótida, ali localizada, que segue na bainha carótica no pescoço.

Nos segmentos mediais da região cervical anterior, em posição superficial, estão os **músculos infra-hióideos (7)** e, em posição mais profunda, as vísceras do pescoço, entre elas a **laringe (8)**, a **traqueia (9)** e a **glândula tireoide (10)**.

Região cervical lateral (II). Essa região é limitada pela margem posterior do **músculo esternocleidomastóideo (2)**, pela margem anterior do **músculo trapézio (11)** e pela **clavícula (12)**. O ventre inferior do **músculo omo-hióideo (6b)** (que contém dois ventres) divide a região cervical lateral em duas partes:
- **Trígono omoclavicular (fossa supraclavicular maior, IIa)**
- **Trígono occipital (IIb)**.

Músculos omo-hióideo e esternocleidomastóideo. O **músculo omo-hióideo (6)** pertence ao grupo infra-hióideo; seu **ventre superior (6a)** se insere no **osso hioide (13)**, ao passo que seu ventre inferior se origina na margem superior da escápula. Os dois ventres estão conectados por um tendão intermediário, inervado pela alça cervical profunda do plexo cervical.

As duas cabeças do **músculo esternocleidomastóideo (2)** se originam no esterno e na clavícula, seguindo, de modo ascendente, no pescoço até o processo mastoide da parte petrosa do osso temporal. Em pessoas magras, pode-se reconhecer a pequena **fossa supraclavicular menor (14)** entre as duas cabeças próximo à origem.

Notas

Região	Limites
Região cervical anterior (trígono cervical anterior)	Margem inferior da mandíbula Margem anterior do músculo esternocleidomastóideo
Trígono submandibular	Margem inferior da mandíbula Margem superior do músculo digástrico (ventres anterior e posterior)
Trígono carótico	Margem inferior do músculo digástrico (ventre posterior) Margem superior do músculo omo-hióideo (ventre superior) Margem anterior do músculo esternocleidomastóideo
Região cervical lateral (trígono cervical lateral)	Margem posterior do músculo esternocleidomastóideo Margem anterior do músculo trapézio, margem superior da clavícula
Trígono occipital	Margem posterior do músculo esternocleidomastóideo Margem anterior do músculo trapézio Margem superior do músculo omo-hióideo (ventre inferior)
Trígono omoclavicular	Margem posterior do músculo esternocleidomastóideo Margem superior da clavícula Margem inferior do músculo omo-hióideo (ventre inferior)

8.1 Regiões do pescoço

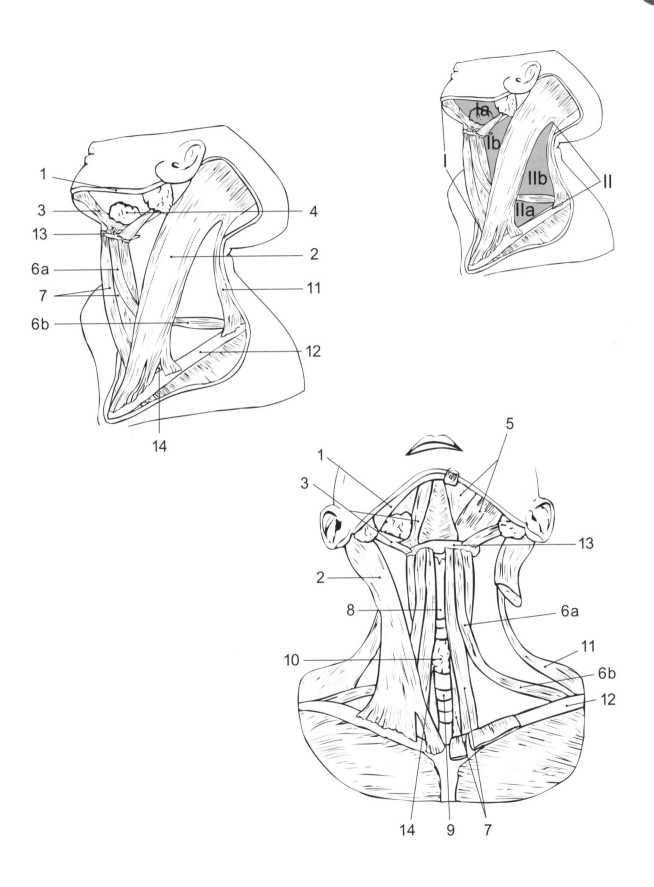

Figura 8.1

8.2 Plexo cervical

Os **ramos anteriores dos nervos espinhais** formam, em determinados segmentos da medula espinal, os chamados **plexos**. Consequentemente, as fibras nervosas dos ramos anteriores se conectam e formam os plexos, de modo que os nervos que emergem dos plexos contenham fibras nervosas provenientes de vários segmentos da medula espinal. O **plexo cervical** é formado pelos ramos anteriores dos nervos espinhais **C1** a **C4/5**, dos quais, portanto, emergem ramos musculares e ramos cutâneos.

Ramos musculares. Antes de os ramos anteriores de C1 a C4/5 formarem o plexo cervical, emitem curtos ramos para os músculos profundos do pescoço (não mostrados).

Os maiores ramos musculares do plexo cervical, propriamente, são a **alça cervical profunda** e o **nervo frênico**. A **alça cervical profunda (1)** consiste em uma **raiz superior (1a)**, formada a partir dos ramos anteriores dos nervos espinhais C1/C2 (ou pelos próprios nervos). A raiz superior segue temporariamente em conjunto com o **nervo hipoglosso (NC XII, 2)** e, em seguida, se funde com a **raiz inferior (1b)**, derivada de C2 e C3. Entre outros, a alça cervical inerva os músculos infra-hióideos.

O **nervo frênico (3)** contém fibras nervosas derivadas de C3 a C5; desce pelo pescoço em direção ao tórax e supre o diafragma, entre outras estruturas.

Ramos cutâneos. Na margem posterior do **músculo esternocleidomastóideo (4)**, na região cervical lateral (ver Seção 8.1), está o chamado **ponto de Erb** (*punctum nervosum*) **(5)**. Nesse local, os ramos cutâneos do plexo cervical se encontram em uma região mais superficial e seguem em diferentes direções em formato de leque:
- Nervo occipital menor
- Nervo auricular magno
- Nervo transverso do pescoço
- Nervos supraclaviculares.

O **nervo occipital menor (6)** contém fibras nervosas derivadas de C2, ascende pela margem posterior do músculo esternocleidomastóideo e supre a pele na região lateral do occipício.

O **nervo auricular magno (7)** contém fibras nervosas derivadas de C2-C3, ascende obliquamente sobre o músculo esternocleidomastóideo e supre a pele anterior e posterior à concha da orelha.

O **nervo transverso do pescoço (8)** contém fibras nervosas derivadas de C2 e C3, cruza sobre o músculo esternocleidomastóideo em direção medial e, assim, atinge a pele da região cervical anterior. Nesse local, com o ramo cervical do **nervo facial (NC VII, 9)**, forma a **alça cervical superficial (10)**, que supre o **músculo platisma (11)**.

Os **nervos supraclaviculares (12)** contêm fibras nervosas derivadas de C3 e C4; descem, em formato de leque, para a pele sobre a clavícula, o ombro e o tórax.

O **nervo acessório (NC XI, 13)** também entra na região cervical lateral, em posição superficial, e se estende posteriormente ao músculo trapézio. O nervo acessório é um nervo craniano com proximidade apenas topográfica com o plexo cervical.

Notas

Os **plexos** são formados exclusivamente pelos **ramos anteriores dos nervos espinais**; no caso do plexo cervical, pelos ramos anteriores dos nervos espinais C1 a C4/5. No **ponto de Erb**, os ramos cutâneos do plexo cervical chegam à superfície. Nesse local, eles se encontram em íntima proximidade ao nervo acessório (NC XI).

Clínica

O nervo frênico supre o diafragma, que é o principal músculo respiratório. **Lesões do nervo frênico** ou de suas raízes (C3 a C5) podem, portanto, levar a **considerável restrição da respiração**, com paralisia bilateral, e até mesmo angústia respiratória potencialmente fatal. A **paralisia do NERVO frênico** pode, por exemplo, ser causada por traumatismo obstétrico (avulsão de raízes de nervos espinais), tumores ou cirurgia.

8.2 Plexo cervical

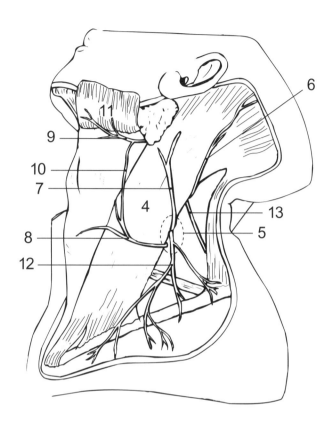

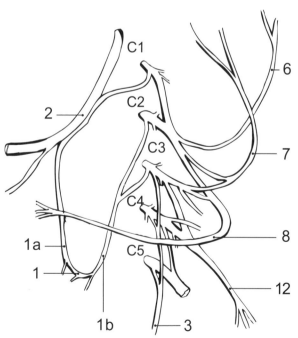

Figura 8.2

8.3 Trígono submandibular

O trígono submandibular é delimitado pela margem inferior da **mandíbula (1)** e pelos **ventres anterior (2a)** e **posterior (2b)** do **músculo digástrico**. O ventre posterior do digástrico atravessa o **músculo estilo-hióideo (3)**, de trajeto paralelo. Os dois ventres do digástrico são conectados por um tendão intermediário (intersecção tendínea), que está fixado ao **osso hioide (4)**. Na parte profunda do trígono submandibular, encontram-se os músculos do assoalho da boca, dos quais o **músculo milo-hióideo (5)** e o **músculo hioglosso (6)** podem ser vistos.

Na camada superficial do trígono submandibular, está a **glândula submandibular (7)**, cujo ducto excretor desemboca sob a língua.

Ramos nervosos. Paralelamente à margem inferior da mandíbula, o ramo **marginal da mandíbula (8)** emerge do nervo facial (NC VII), inervando os músculos da expressão facial dessa região. Um pouco abaixo (já no trígono submandibular), o nervo **milo-hióideo (9)** segue em direção ao mento, suprindo o músculo de mesmo nome e o ventre anterior do músculo digástrico. O nervo milo-hióideo se origina da parte menor do nervo mandibular (V/3).

O **nervo hipoglosso (NC XII, 10)**, localizado inicialmente no trígono carótico, ascende e, por fim, se estende sob os tendões do ventre posterior do músculo digástrico e do músculo estilo-hióideo no trígono submandibular. Nesse local, ele desaparece logo acima do músculo milo-hióideo para alcançar a língua, para a qual ele proporciona inervação motora.

Recoberto pela glândula submandibular, o **nervo lingual** segue mais profundamente e em direção ascendente. Ele atinge o trígono apenas com um curto arco e em direções superior e anterior. Desse modo, ele alcança a língua acima do assoalho da boca, cujos dois terços anteriores recebem a inervação sensitiva por esse nervo. Com ele, estende-se a **corda do tímpano**, que é um ramo do nervo facial (NC VII) que conduz fibras sensitivas para o sentido do paladar dos dois terços anteriores da língua e fibras pré-ganglionares parassimpáticas. Estas terminam no **gânglio submandibular**, no trígono submandibular, e suprem, entre outras estruturas, a glândula salivar submandibular.

Artérias e veias. A **artéria lingual (12)** origina-se na **artéria carótida externa (11)**, ainda no trígono carótico. Ela segue no trígono submandibular e, finalmente, na região do assoalho da boca e na língua. A **artéria facial (13)** também é um ramo da artéria carótida externa que se estende pelo trígono submandibular. Ela chega ao trígono mais superior e posteriormente que a artéria lingual, e é amplamente recoberta pela glândula submandibular. Nesse local, a **artéria submentual (14)**, que também se ramifica a partir da artéria facial, segue com o nervo milo-hióideo, inferiormente à mandíbula. A artéria facial cruza sobre a margem inferior da mandíbula e, assim, entra na região da face. Nesse local, ela se dispõe superficialmente, e seu pulso é palpável na margem anterior do músculo masseter. Ao lado dela se encontra a **veia facial (15)**. No entanto, ela segue sobre a glândula submandibular e desemboca na **veia jugular interna (16)**, no trígono carótico.

> **Notas**
>
> No trígono submandibular são encontradas as seguintes estruturas importantes:
> - **Artéria e veia submentuais, artéria e veia faciais e artéria e veia linguais**
> - **Nervos hipoglosso, milo-hióideo e lingual, corda do tímpano e gânglio submandibular**
> - **Glândula salivar submandibular**
> - **Linfonodos submandibulares**.

8.3 Trígono submandibular

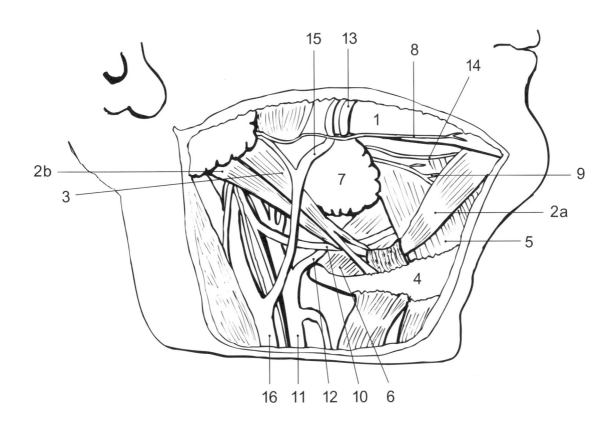

Figura 8.3

8.4 Trígono carótico

O **trígono carótico (I)** é delimitado pela margem inferior do **ventre posterior do músculo digástrico (1)**, pela margem superior do **ventre superior do músculo omo-hióideo (2)** e pela margem anterior **do músculo esternocleidomastóideo (3)**. Dissecando-se o músculo platisma e as fáscias cervicais superficial e média, e rebatendo-se um pouco o músculo esternocleidomastóideo com um gancho em direção posterior, observa-se a bainha carótica do pescoço no trígono carótico.

Artéria carótida comum. A **artéria carótida comum (4)** segue na bainha carótica do pescoço. Seu local de divisão em **artéria carótida externa (5)** e **artéria carótida interna (6)** está no trígono carótico. Enquanto a artéria carótida interna segue até a base do crânio sem formar outras ramificações, a artéria carótida externa dá origem a seus primeiros ramos já no trígono carótico:

- A **artéria tireóidea superior (7)**, inicialmente, dá origem à **artéria laríngea superior (8)**, que se estende para a laringe. Em seguida, a artéria tireóidea superior se estende em direção anteromedial para a glândula tireoide
- A **artéria lingual (9)** estende-se como o segundo ramo da artéria carótida externa em direção superoanterior para o trígono submandibular (ver Seção 8.3) e para o assoalho da boca
- A **artéria faríngea ascendente**, o pequeno **ramo esternocleidomastóideo** e a **artéria facial**, não mostrados na imagem, também provêm da artéria carótida externa, ainda no trígono carótico.

Veia jugular interna (10). Segue com a artéria carótida na bainha carótica e recebe várias tributárias no trígono carótico, tais como a **veia facial (11)**, entre outras.

Nervos. O **nervo vago (NC X, 12)** segue na bainha carótica, entre a artéria carótida e a veia jugular interna. Nessa região, dá origem ao nervo laríngeo superior para a laringe (não mostrado) e, em seguida, ascende até a abertura torácica superior.

O trígono carótico também contém a **alça cervical profunda (13)**, derivada do plexo cervical, com sua **raízes inferior (13a)** e **superior (13b)**, que segue parcialmente com o **nervo hipoglosso (NC XII, 14)**. No entanto, este já se dobra na parte superior do trígono carótico, segue sob o **músculo estilo-hióideo (15)** e o ventre posterior do **músculo digástrico (1)** e assim entra no trígono submandibular.

Notas

O **trígono carótico** contém as seguintes estruturas importantes:
- **Artéria carótida comum**, com suas ramificações artéria carótida interna e artéria carótida externa, bem como os primeiros ramos da artéria carótida externa
- **Veia jugular interna**, com suas tributárias
- **Nervo vago**, **nervo hipoglosso** e **alça cervical profunda**.

Clínica

No trígono carótico, é possível palpar a **artéria carótida comum (pulso carotídeo)**. Nesse ponto da palpação, percebe-se, de forma mais segura, um fraco pulso arterial.

No local de ramificação da artéria carótida comum, encontra-se o **glomo carótico**, uma estrutura neural que registra o pH e o teor de oxigênio e dióxido de carbono do sangue por meio de **quimiorreceptores**.

Na parte inicial dilatada da artéria carótida interna (**seio carótico**), existem **barorreceptores** na parede do vaso, os quais estão envolvidos na regulação reflexa da pressão sanguínea. Em pacientes com **seio carótico hipersensível**, estímulos externos de baixa pressão nessa região (p. ex., ao se barbear, virar a cabeça ou palpar o pulso do pescoço) já são suficientes para causar queda reflexa da pressão sanguínea, que se manifesta como tontura ou desmaio.

8.4 Trígono carótico

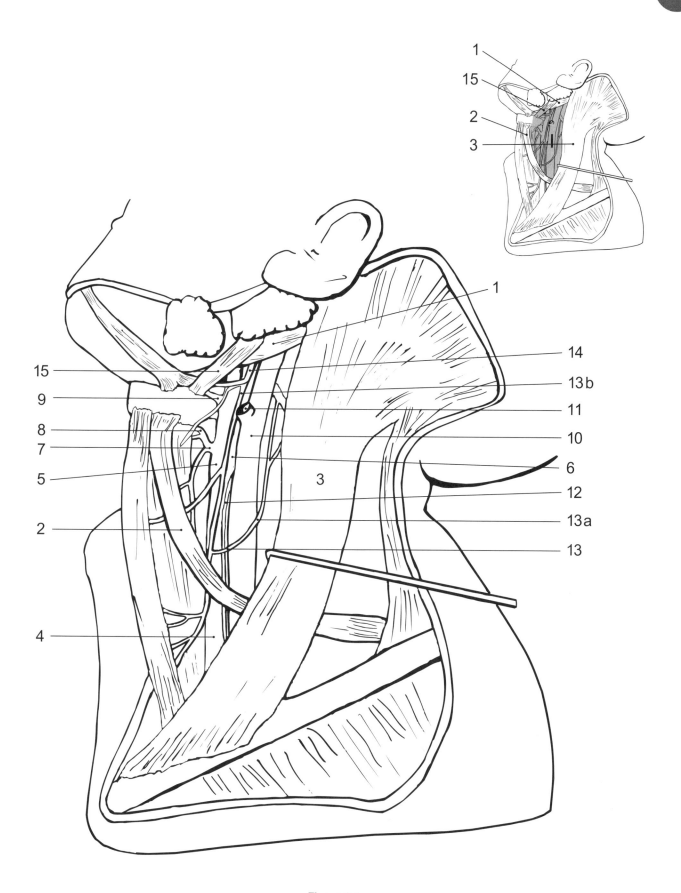

Figura 8.4

8.5 Região profunda do pescoço

Para a visualização das estruturas mais profundas no trígono carótico e na região lateral do pescoço, o **músculo esternocleidomastóideo (1)** foi removido, exceto em sua inserção. Além disso, as fáscias cervicais e partes da **veia jugular interna (2)**, da **artéria carótida comum (3)** e das **artérias carótidas interna (4)** e **externa (5)** também foram removidas.

Tronco simpático. Atrás da artéria carótida, é encontrado o **tronco simpático**, que apresenta espessamentos que correspondem aos gânglios simpáticos paravertebrais (agregados de corpos celulares de neurônios simpáticos). Na região do pescoço encontram-se três gânglios do tronco simpático: os gânglios cervicais superior, médio e inferior.
O **gânglio cervical superior (6a)** encontra-se na altura das vértebras C II a C IV (não mostradas). O **gânglio cervical médio (6b)** encontra-se em estreita relação topográfica com a **artéria tireóidea inferior (7)**. O gânglio cervical inferior (não mostrado) geralmente se funde com o gânglio torácico superior para formar o **gânglio estrelado** (ver Seção 8.6).
A partir do tronco simpático da região cervical, estendem-se pequenos ramos, os quais não são mostrados aqui: do gânglio cervical superior seguem delicados plexos nervosos sobre os ramos das artérias carótidas interna e externa em direção superior que promovem a inervação simpática dos tecidos moles da cabeça e partes dos músculos intrínsecos do olho. Ramos mais curtos do tronco simpático da região cervical seguem para as vísceras do pescoço e ramos descendentes mais longos suprem os órgãos do tórax.
Com a remoção dos grandes vasos do pescoço, o **nervo vago (X, 8)** também fica mais visível. Ele se estende da base do crânio até a abertura torácica superior. Na região do pescoço, o nervo vago já dá origem a numerosos ramos pequenos (não mostrados), os quais proporcionam a inervação parassimpática das vísceras do pescoço e dos órgãos torácicos.

Plexo cervical. A **alça cervical profunda** já era parcialmente visível durante a dissecção superficial da região cervical (ver Seção 8.4). Nessa figura, na parte profunda, além da **raiz superior (9a)**, observa-se a origem da **raiz inferior (9b)** a partir do **plexo cervical (10)**.
O **nervo frênico (11)** também parte dos segmentos inferiores do plexo cervical e segue sobre o **músculo escaleno anterior (12)** para a abertura torácica superior. Ele promove, além da inervação motora do principal músculo respiratório, o diafragma, a inervação sensitiva de partes da pleura, do peritônio e do pericárdio.

Outros ramos visíveis do plexo cervical são o **nervo occipital menor (13)** e os **nervos supraclaviculares (14)**, aqui seccionados, que suprem a pele sobre a clavícula.

Artéria subclávia. A **artéria subclávia (15)** pode ser vista na região da abertura torácica superior. Em sua curvatura, ela dá origem à **artéria torácica interna (16)** e ao **tronco tireocervical (17)**. Desse último origina-se a **artéria tireóidea inferior (7)**, que, com a **A. tireóidea superior (18)** – derivada da A. carótida externa –, supre a glândula tireoide. Subsequentemente, a **A. subclávia (15)**, com os **troncos do plexo braquial (19)**, se estende através do hiato dos escalenos, entre os **músculos escalenos anterior (12)** e **médio (20)**, em direção à axila. Na região lateral do pescoço, pode-se ver o **nervo acessório (NC XI, 21)**, que desce da base do crânio sob o **músculo trapézio (22)**.

Clínica

Os troncos do plexo braquial estendem-se com a A. subclávia através do hiato dos escalenos. Este é delimitado pelos músculos escalenos anterior e médio e pela primeira costela, e geralmente fornece espaço suficiente para as estruturas em passagem. Quando existe **estreitamento do hiato dos escalenos** (p. ex., devido a uma costela cervical na região da sétima vértebra cervical), a A. subclávia e o plexo braquial podem ser comprimidos, e ocorrem **disfunções circulatórias, dor** e **distúrbios de sensibilidade no braço**.

8.5 Região profunda do pescoço

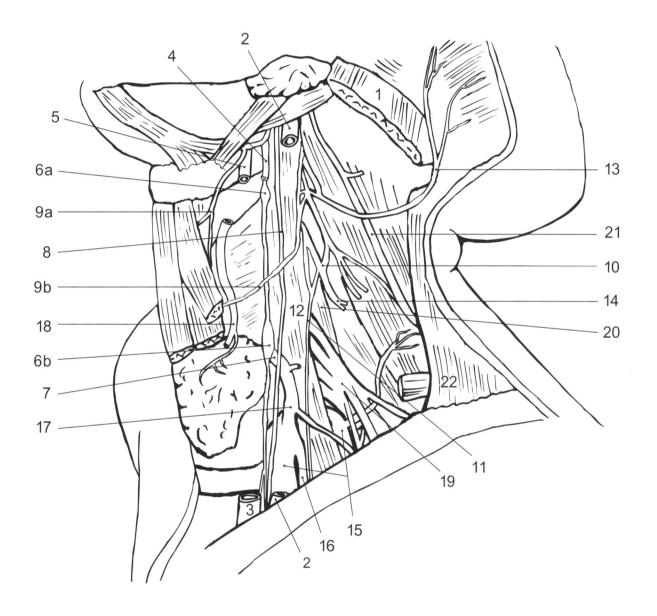

Figura 8.5

8.6 Região profunda do pescoço e abertura superior do tórax

Músculos profundos do pescoço. Ao se dissecarem todas as estruturas a partir da região anterior, incluindo a fáscia cervical profunda, chega-se ao espaço pré-vertebral do pescoço. Nessa região se encontra a musculatura profunda do pescoço, da qual o **músculo longo do pescoço (1)** e os **Músculos escalenos anterior (2)** e **médio (3)** podem ser reconhecidos nessa figura. Os músculos pré-vertebrais estão envolvidos na flexão e na inclinação lateral da cabeça e da região cervical da coluna vertebral. Os músculos escalenos elevam as costelas com a coluna cervical retificada.

Tronco simpático (4). Localiza-se sobre a musculatura pré-vertebral do pescoço. Ele é composto de agregados de corpos celulares de neurônios simpáticos (gânglios) e fibras nervosas que os conectam. Os gânglios da região do pescoço estão intimamente ligados às raízes anteriores dos nervos espinais, que formam os plexos cervical e braquial. Entre tais gânglios, o **gânglio cervical médio (5)** e o **gânglio cervical inferior** podem ser reconhecidos. Esse último frequentemente se funde com o gânglio torácico, em posição mais superior no tronco simpático, para formar o **gânglio estrelado (6)**. Este se encontra na abertura torácica superior, em imediata proximidade com a origem da **artéria vertebral (7)**, a partir da **artéria subclávia (8)**. A artéria vertebral, que sobe pelos forames transversários das vértebras cervicais, torna-se visível somente após a remoção da musculatura pré-vertebral.

Plexos cervical e braquial. No espaço pré-vertebral também se encontram os ramos anteriores dos nervos espinhais, que formam o **plexo cervical (9)**, do qual parte o **nervo frênico (10)**, que desce pela abertura torácica superior. Os **troncos e fascículos do plexo braquial (11)** se estendem, advindos do espaço pré-vertebral, com a **artéria subclávia (8)** através do hiato dos escalenos, por trás do **músculo escaleno anterior (2)**, em direção à axila.

Abertura superior do tórax. A metade inferior da imagem mostra o trajeto das grandes artérias próximas ao coração, as quais advêm da abertura superior do tórax. Estas continuam no pescoço sob diferentes formas: no lado direito do corpo, o **tronco braquiocefálico (13)** surge a partir do **arco da aorta (12)**, enquanto, no lado esquerdo, a **artéria carótida comum (14)** e a **artéria subclávia (8)** se ramificam.

Na região da abertura superior do tórax, a **cúpula pleural e o ápice do pulmão (15)** atingem a região cervical e então se assentam na fossa supraclavicular principal.

Notas

As seguintes estruturas importantes estão localizadas na região profunda do pescoço e abaixo da fáscia cervical profunda:
- **Musculatura pré-vertebral**
- **Tronco simpático**
- **Ramos anteriores dos nervos espinais**, que formam os plexos cervical e braquial.

Clínica

As cúpulas pleurais e os ápices dos pulmões nelas situados se estendem até a fossa supraclavicular no pescoço. Ao se inserir um **cateter venoso central** na veia subclávia, deve-se tomar cuidado para que não se realize a punção incorreta da cúpula pleural, o que pode ocasionar a entrada de ar na cavidade pleural e o **colapso do pulmão (pneumotórax)**.

Em virtude da grande proximidade, **tumores do ápice do pulmão** podem infiltrar estruturas da região cervical profunda, como os troncos do plexo braquial ou do tronco simpático. Desse modo, tumores pulmonares podem provocar **dor irradiada para o membro superior** ou causar **deficiências da inervação simpática da cabeça (síndrome de Horner)**.

8.6 Região profunda do pescoço e abertura superior do tórax

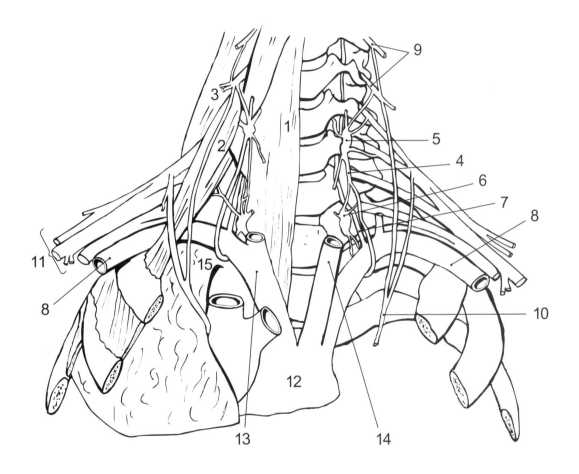

Figura 8.6

8.7 Esqueleto e musculatura da laringe

Das cinco principais cartilagens do esqueleto da laringe, três são grandes e ímpares:
- **Cartilagem tireóidea**
- **Cartilagem cricóidea**
- **Cartilagem epiglótica (epiglote).**

Além do par das pequenas:
- **Cartilagens aritenóideas.**

Vista anterior. Nessa vista pode-se observar a **cartilagem tireóidea (1a-d)**, que consiste em duas **lâminas (1a)** conectadas na linha média e que formam um ângulo. Na parte superior desse ângulo, a **incisura tireóidea superior (1b)** forma um entalhe na própria cartilagem. Nessa região, a cartilagem tireóidea se projeta mais para a frente e, no homem, é palpável como a **proeminência laríngea ("pomo de Adão")**. A cartilagem tireóidea se mantém em contato com o **corpo (2a)** e os **cornos maiores (2b)** do **osso hioide** através de sua margem superior e de seus **cornos superiores (1c)**, lateralmente situados e projetados para cima: entre a cartilagem tireóidea e o osso hioide se estende a **membrana tireo-hióidea (3)**. Nela se encontra o **forame do nervo laríngeo superior (4)**, uma abertura através da qual o ramo interno do nervo laríngeo superior e a A. laríngea superior penetram na cavidade da laringe.

Abaixo da cartilagem tireóidea, encontra-se a **cartilagem cricóidea (5a e b)**. Na parte ventral, observa-se o **arco da cartilagem cricóidea (5a)**, mais estreito, que se conecta à cartilagem tireóidea via **ligamento cricotireóideo (6)**. Lateralmente, reconhece-se a cápsula da **articulação cricotireóidea (7)**. Nessa associação articular, a cartilagem cricóidea se mantém unida com os **cornos inferiores (1d)** da cartilagem tireóidea: nessas articulações, a cartilagem cricóidea pode ser inclinada contra a cartilagem tireóidea. Esse movimento é realizado pelo **músculo cricotireóideo**. Dele se reconhecem a **parte oblíqua (8a)** e a **parte reta (8b)**. Ele é o único músculo da laringe suprido pelo ramo externo do nervo laríngeo superior. A cartilagem cricóidea se mantém conectada ao primeiro **anel cartilagíneo** da **traqueia (cartilagens traqueais, 10)** via **ligamento cricotraqueal (9)**.

Vista posterior. Nessa vista podem-se reconhecer a **cartilagem tireóidea (1a-d)**, o **osso hioide (2a-b)** e a larga **lâmina da cartilagem cricóidea (5b)**, semelhante a um anel de sinete.

No meio, atrás do osso hioide, da membrana tireo-hióidea e da cartilagem tireóidea, a **epiglote (11)** projeta-se para a cavidade da laringe. A epiglote consiste em cartilagem elástica.

Durante a deglutição, ela é pressionada pela base da língua em direção ao ádito da laringe, fechando, desse modo, as vias respiratórias. Suas margens laterais convergem dorsalmente e seguem sobre as **cartilagens aritenóideas (12)**. Como resultado, a prega ariepiglótica, recoberta por túnica mucosa, projeta-se para o lúmen da laringe. As cartilagens aritenóideas, com seu formato piramidal, situam-se na margem superior da lâmina alargada da cartilagem cricóidea. Elas têm um processo vocal (direcionado anteriormente) e um processo muscular (voltado lateralmente [não mostrado]). As cartilagens aritenóideas são articuladas com a cartilagem cricóidea e, assim, podem ser movimentadas e giradas sobre esta. Esses movimentos são causados pelos músculos intrínsecos da laringe. Tais músculos são supridos pelo nervo laríngeo inferior (ou nervo laríngeo recorrente). Entre esses músculos, pode-se reconhecer o **músculo aritenóideo transverso (13)**, que aproxima as cartilagens aritenóideas. O **músculo aritenóideo oblíquo (14)** também aproxima as cartilagens aritenóideas e as inclina para dentro da cartilagem cricóidea. O **músculo cricoaritenóideo posterior (15)** se fixa posteriormente ao processo muscular da cartilagem aritenóidea, girando-a lateralmente. Seu músculo antagonista é o músculo cricoaritenóideo lateral (não mostrado), que se fixa anteriormente no processo muscular da cartilagem aritenóidea, girando-a medialmente. A partir das cartilagens aritenóideas, o **músculo ariepiglótico (16)** se estende em direção à epiglote e participa do fechamento da glote.

A contração dos diferentes músculos da laringe possibilita a abertura ou o fechamento da glote e, consequentemente, a fonação ou a respiração. Além disso, alterações do comprimento e da tensão das pregas vocais modulam a fonação. O único músculo capaz de abrir as pregas vocais verdadeiras é o músculo cricoaritenóideo posterior, que pertence ao grupo de músculos intrínsecos da laringe.

Clínica

O esqueleto cartilagíneo da laringe pode se ossificar parcialmente, em especial nos adultos mais velhos, e, portanto, torna-se visível durante uma radiografia do pescoço.

Assim, ao se colocar um tubo na traqueia, no caso de um desvio das vias respiratórias ou ventilação artificial em longo prazo, geralmente se escolhe o acesso cirúrgico entre os anéis de cartilagem da traqueia (**traqueostomia**). Em situações de emergência, pode ser necessária a abertura das vias respiratórias inferiores através do ligamento cricotireóideo (**cricotireoidostomia**).

8.7 Esqueleto e musculatura da laringe

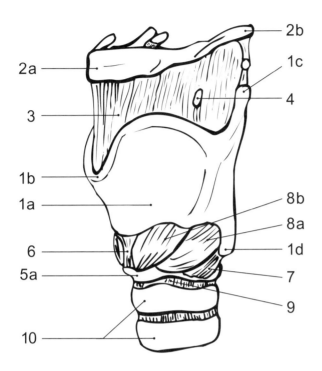

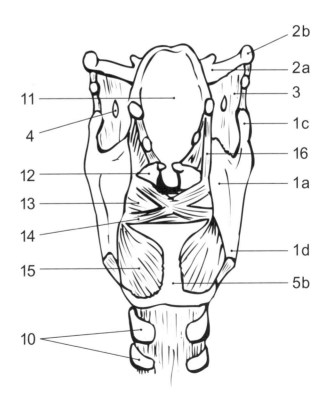

Figura 8.7

8.8 Cavidade da laringe

Nos cortes frontal e sagital da laringe, observa-se que esta é dividida em três cavidades por dois pares de pregas dispostos em sequência na túnica mucosa: o par de **pregas vestibulares** (conhecidas na prática clínica como **falsas cordas vocais, 1**) e o par de **pregas vocais** (conhecidas na prática clínica como **cordas vocais verdadeiras, 2**).

Cavidade da laringe, região superior. O **vestíbulo da laringe (I)** forma a região superior da cavidade da laringe e se comunica posteriormente com sua parte oral. O ádito da laringe é delimitado anteriormente pela **epiglote (3)**, lateralmente pelas **pregas ariepiglóticas (4)** e posteriormente pelas **cartilagens aritenóideas (5)**. Inferiormente, o vestíbulo da laringe se estende até as **pregas vestibulares (1)**.

Cavidade da laringe, região média. A região média é formada pela **rima da glote (6)**, localizada entre as **pregas vocais (2)**, e pelas duas invaginações laterais da mucosa, entre cada prega vestibular e cada prega vocal (**ventrículos da laringe, 7**).
As duas **pregas vocais (2)** formam a **glote (II)**. Nas pregas vocais se encontram os **ligamentos vocais (8)**, de tecido conjuntivo elástico, e os **músculos vocais (9)**, que são músculos estriados esqueléticos.

Cavidade da laringe, região inferior. Abaixo das pregas vocais está a **cavidade infraglótica (III)**, que se comunica inferiormente com a traqueia.

Musculatura e aparelho de sustentação da laringe. A laringe apresenta músculos estriados esqueléticos e é suprida por fibras nervosas motoras. Além dos **músculos vocais (9)**, entre os músculos da laringe ainda podem ser vistos o **músculo cricotireóideo (10)**, os **músculos cricoaritenóideos laterais (11)** e os **músculos ariepiglóticos (12)**. Com exceção do M. cricotireóideo, que é suprido pelo nervo laríngeo superior, todos os outros músculos da laringe são supridos pelo nervo laríngeo inferior. A túnica mucosa da laringe é suprida pelo nervo laríngeo superior acima das pregas vocais e pelo nervo laríngeo inferior abaixo. Nos cortes frontal e sagital, o **osso hioide (13)**, a **cartilagem tireóidea (14)** e a **cartilagem cricóidea (15)** também são visíveis.

Fonação. Os músculos intrínsecos da laringe conseguem fechar completamente a rima da glote, o que é importante para a fonação: enquanto a rima da glote é aberta na respiração, durante a fonação, o ar é exalado com a **glote fechada**. Isso leva a vibrações horizontais das pregas vocais e, portanto, ao desenvolvimento de sons. A **contração dos músculos vocais** modifica a tensão das pregas vocais, modificando o timbre da voz.

Clínica

Na região das pregas vestibulares, a túnica mucosa da laringe se apoia sobre um tecido conjuntivo frouxo adicional. Em casos de **picadas de insetos** ou em uma **reação alérgica generalizada**, forma-se edema nessa região, com intenso acúmulo local de líquido intersticial, o qual pode aumentar tanto que as vias respiratórias são completamente obstruídas e se faz necessária a abertura em caráter de emergência, inferiormente à glote (**cricotireoidostomia**). Na linguagem clínica, o edema das pregas vestibulares é erroneamente referido como *"edema de glote"*.

8.8 Cavidade da laringe

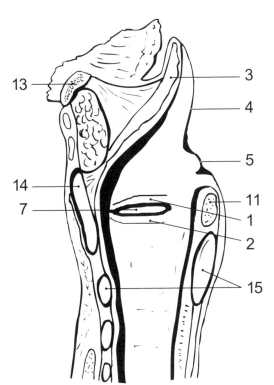
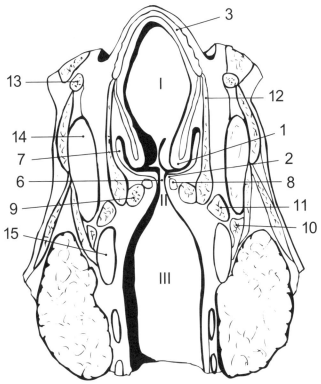

Figura 8.8

173

8.9 Vias respiratórias superiores e vias digestórias superiores

No corte sagital mediano da cabeça e do pescoço, é possível ver as vias respiratórias superiores:
- **Cavidade nasal (I)**
- **Faringe (II a-c)**
- **Laringe (III a-c)**
- **Parte cervical da traqueia (IV)**.

Além disso, observa-se também o início do sistema digestório:
- **Cavidade oral (V)**
- **Faringe (II a-c)**
- **Parte cervical do esôfago (VI)**.

Cavidade nasal (I). A cavidade nasal está aberta, e observa-se o **septo nasal (1)**, recoberto por sua túnica mucosa. Sua parte anterior possui um esqueleto cartilagíneo, enquanto sua parte posterior é óssea. A cavidade nasal é separada da cavidade oral pelo **palato duro (2)** e pelo **palato mole (3)**. Posteriormente, a cavidade nasal se mantém conectada com o nível superior da faringe, a **parte nasal da faringe (IIa)**, através dos cóanos.

Cavidade oral (V). A cavidade oral pode ser subdividida em vestíbulo da boca e cavidade oral propriamente dita: o **vestíbulo da boca (4)** se encontra entre as bochechas ou os lábios e as fileiras de dentes. A **cavidade oral propriamente dita** encontra-se internamente às fileiras de dentes e é preenchida, em grande parte, pela **língua (5)**. Posteriormente, a cavidade oral se mantém conectada com o nível médio da faringe, a **parte oral da faringe (IIb)**, através de uma estreita passagem constituída pelos arcos palatinos, o **istmo das fauces (VII)**.

Faringe (IIa-c). A faringe pertence tanto ao sistema respiratório como ao sistema digestório. Ela é constituída pela **parte nasal da faringe** (conhecida na prática clínica como **nasofaringe, IIa**), pela parte oral da faringe (conhecida na prática clínica como **orofaringe, IIb**) e pela parte laríngea da faringe (conhecida na prática clínica como **laringofaringe, IIc**). As paredes da faringe são formadas pela musculatura da faringe. A cavidade da faringe é recoberta por uma túnica mucosa. Na orofaringe se encontra o **óstio faríngeo da tuba auditiva (6)**, a abertura da tuba auditiva que atua na cavidade timpânica. Nas imediações dessa abertura, encontra-se o tecido linfoide da **tonsila faríngea (7)**.
A orofaringe se comunica com a cavidade oral. Entre os dois arcos palatinos, que delimitam o **istmo das fauces (VII)**, também se encontra o tecido linfoide das **tonsilas palatinas (8)**.

A **parte laríngea da faringe** (**laringofaringe, IIc**) forma o nível mais baixo da faringe e situa-se imediatamente posterior ao ádito da laringe. Ela continua inferiormente com a parte cervical do **esôfago (VI)**. Na região da parte laríngea da laringe, as vias respiratórias superiores e digestórias superiores se cruzam.

Laringe (IIIa-c). Atrás da laringofaringe, encontra-se o ádito da laringe, que leva ao **vestíbulo da laringe (IIIa)**. Na região da glote, entre a **prega vestibular (9)** e a **prega vocal (10)**, o **ventrículo da laringe (IIIb)** se invagina em ambos os lados. Abaixo da prega vocal, o **espaço infraglótico (IIIc)** continua com a **traqueia (IV)**.

Deglutição. Uma vez que os sistemas respiratório e digestório se comunicam entre si e se cruzam na região da parte laríngea da faringe, é preciso assegurar que, durante a deglutição, nenhum alimento entre na cavidade nasal ou na laringe e na traqueia: no início da deglutição, a língua empurra o bolo alimentar em direção à parte oral da faringe. Ao mesmo tempo, a contração do músculo constritor superior da faringe e dos músculos do palato mole promove o fechamento da parte oral da faringe em relação à sua parte nasal. A movimentação posterior da língua e a elevação da laringe fazem com que a **raiz da língua (5a)** pressione a **epiglote (11)** sobre o ádito da laringe. Desse modo, a epiglote atua como uma válvula sobre o vestíbulo da laringe, fechando as vias respiratórias. O bolo alimentar pode, então, ser transportado para além da epiglote em direção ao esôfago. Esse transporte é realizado pela contração reflexa dos músculos constritores médio e inferior da faringe.

Clínica

Especialmente em crianças, a tonsila faríngea pode estar patologicamente aumentada. Entre outros problemas, isso pode levar ao **fechamento da tuba auditiva**. O consequente distúrbio da cavidade timpânica costuma resultar em **infecções crônicas da orelha média**.

8.9 Vias respiratórias superiores e vias digestórias superiores

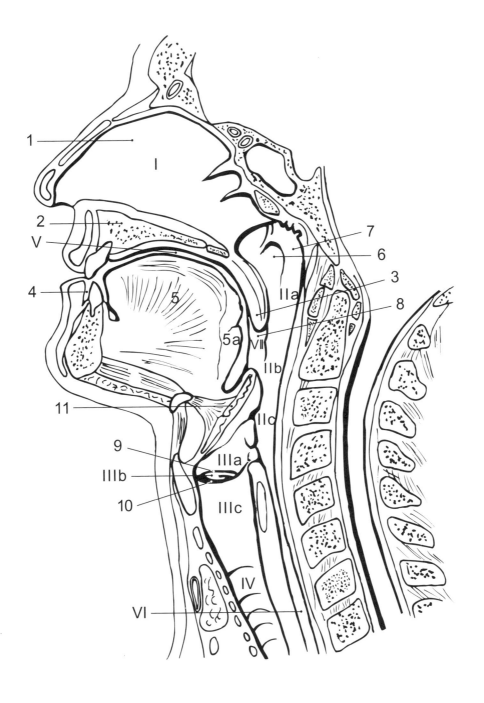

Figura 8.9

9.1 Cérebro (telencéfalo), vista lateral

O cérebro (telencéfalo) é dividido nos hemisférios cerebrais direito e esquerdo. Cada hemisfério é subdividido nos seguintes lobos cerebrais:
- **Lobo frontal (A)**
- **Lobo temporal (B)**
- **Lobo parietal (C)**
- **Lobo occipital (D)**.

O hemisfério cerebral é arqueado na face superolateral e atravessa, na **margem superior do hemisfério cerebral (1)**, para a face medial reta. Na convexidade, o **lobo frontal (A)**, o **lobo temporal (B)**, o **lobo parietal (C)** e o **lobo occipital (D)** podem ser diferenciados. A superfície do cérebro é aumentada significativamente pelos **giros** e **sulcos**. Embora haja variações interindividuais, podem ser estabelecidas regras gerais para a localização dos giros e sulcos.

Lobo frontal. O **lobo frontal (A)** encontra-se rostralmente em relação ao **sulco central (2)** e superiormente ao **sulco lateral profundo (3)**. No lobo frontal, seguem dois sulcos em direção sagital: os sulcos **frontais superior (4)** e **inferior (5)**. Ao longo dos sulcos frontais, são separados três giros que seguem do **polo frontal (6)** até o **sulco central (2)**, os **giros frontais superior (A1)**, **médio (A2)** e **inferior (A3)**. Ao longo dos **ramos anterior (3ª)** e **ascendente (3b)** do sulco lateral, o giro frontal inferior é subdividido em uma **parte orbital (A3.1)**, uma **parte triangular (A3.2)** e uma **parte opercular (A3.3)**. Os giros frontais superior, médio e inferior são divididos pelo **sulco pré-central (7)** a partir do **giro pré-central (A4)**, localizado imediatamente adiante do sulco central.

Lobo temporal. O **lobo temporal (B)** é dividido a partir do lobo frontal pelo **sulco lateral (3)** e nele seguem dois sulcos horizontais: os **sulcos temporais superior (8)** e **inferior (9)**. Eles limitam os **giros temporais superiores (B1)**, **médio (B2)** e **inferior (B3)**. No topo do giro temporal superior, seguem os giros temporais transversais (não mostrados) na profundidade do sulco lateral.

Lobo parietal. Atrás do **sulco central (2)**, está localizado o **lobo parietal (C)**. Ele segue para occipital sem um limite distinto no lobo occipital e é dividido a partir do lobo temporal pelo **sulco lateral (3)**. Atrás do sulco central, encontra-se o **giro pós-central (C1)**, seguido pelo **sulco pós-central (10)**. Ele separa os **lóbulos parietais superior (C2)** e **inferior (C3)**, que são apartados um do outro pelo **sulco intraparietal (11)**. Ao redor do final do sulco lateral está o **giro supramarginal (C4)** e, ao redor do final do sulco temporal superior, o **giro angular (C5)**.

Lobo occipital. O **lobo occipital (D)** passa na convexidade do hemisfério cerebral sem um limite claro para o lobo temporal e o lobo parietal. O **sulco parietoccipital (12)**, que corta a **margem superior do hemisfério cerebral (1)** e a **incisura pré-occipital (13)**, indica o limite do lobo occipital.

Notas

Podem-se atribuir funções a certas regiões do córtex cerebral. Assim, o giro pré-central representa o **córtex motor primário** no qual começa o trato piramidal.
No **córtex somatossensorial primário**, o giro pós-central, terminam as vias somatossensoriais ascendentes.
O **córtex auditivo primário** está localizado nos giros temporais transversos anteriores (área de Heschl), onde termina o trato auditivo.

9.1 Cérebro (telencéfalo), vista lateral

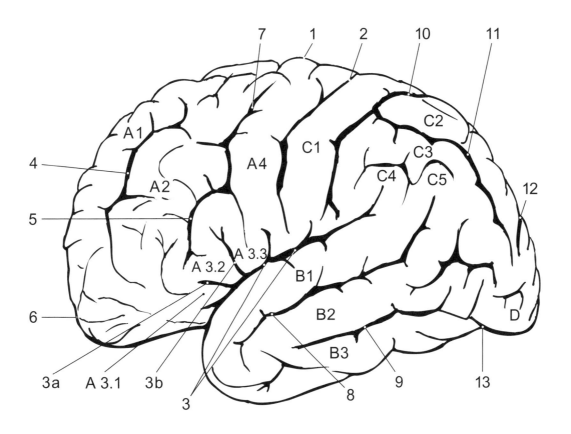

Figura 9.1

9.2 Cérebro (telencéfalo), vista medial

Após a transecção dos dois hemisférios cerebrais (corte sagital mediano), pode-se ver a face medial do telencéfalo (o diencéfalo e o tronco encefálico estão separados aqui). É possível observar a localização das comissuras, bem como os giros e os sulcos do cérebro.

Comissuras. As fibras comissurais ligam os dois hemisférios. O **corpo caloso (1a-d)** conecta os dois hemisférios cerebrais. Ele começa como rostro do **corpo caloso (1a)**, arqueia occipitalmente no joelho do **corpo caloso (1b)**, continua, então, como tronco do **corpo caloso (1 c)** e termina como esplênio do **corpo caloso (1 d)**.
A **comissura anterior (2)** conecta-se ao **rostro do corpo caloso (1a)**. Abaixo do corpo caloso, expande-se como uma estrutura estreita e translúcida, o **septo pelúcido (3)**.

Face medial do cérebro. Na **margem superior do hemisfério cerebral (4)**, a face superolateral convexa atravessa a face medial reta. Nesta, pode-se reconhecer o **sulco central (5)**, que corta a margem superior do hemisfério cerebral. Em volta do sulco central está o **giro paracentral (6)**. Anterior e occipitalmente ao giro paracentral, são reconhecidos os **sulcos pré (7)** e **pós-centrais (8)**. Anteriormente ao sulco pré-central, observa-se a face medial do **giro frontal medial (9)**. Paralelamente ao corpo caloso segue, inferiormente ao giro frontal medial, o **sulco do cíngulo (10)**, limitando, com o corpo caloso, o **giro do cíngulo (11)**.
Na face medial, o limite entre os lobos parietal e occipital é claro: é formado pelo **sulco parietoccipital (12)**. Anterior a este, encontra-se o **pré-cúneo (13)** e, posterior a ele, o **cúneo (14)**, em formato de cunha. Inferior ao cúneo, segue um profundo sulco incisivo no lobo occipital, o **sulco calcarino (15)**. Na parte inferior dos lobos occipital e temporal, seguem longitudinalmente o **sulco occipitotemporal (16)** e o **sulco colateral (17)**. Eles limitam de fora para dentro os **giros temporal inferior (18)**, **occipitotemporal lateral (19)**, **occipitotemporal medial (20)** e o **giro para-hipocampal (21)**. Esse último segue anteriormente como **unco (22)**.

Notas

Em torno do sulco calcarino, encontra-se o córtex visual primário, no qual termina o trato visual. No córtex visual primário, há uma **estrutura retinotópica**, isto é, determinadas áreas corticais representam certas partes da retina.
Há uma **estrutura somatotópica** semelhante nos giros pré e pós-centrais, nos quais determinadas regiões corticais podem ser atribuídas a determinadas regiões do corpo.

9.2 Cérebro (telencéfalo), vista medial

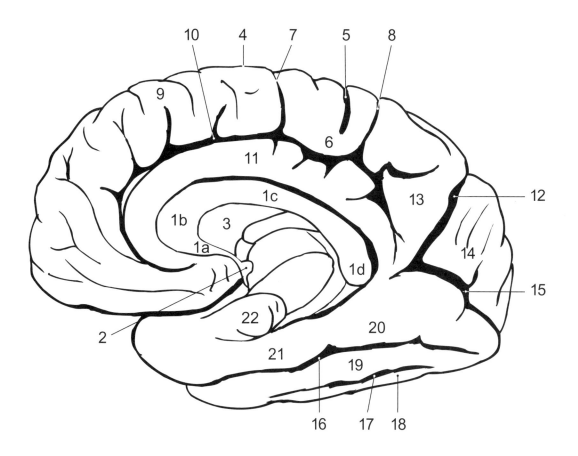

Figura 9.2

9.3 Cérebro (telencéfalo), vista basal

Nessa vista, podem-se observar **cerebelo (A)**, **tronco encefálico (B1 e 2)**, partes do **diencéfalo (C1-3)** e giros e sulcos inferiores do cérebro.

Cerebelo. O **cerebelo (A)** está localizado abaixo do lobo occipital do cérebro e posterior ao tronco **encefálico (B)**. Ele se conecta ao tronco cerebral, de cada lado, por meio de cada um dos três **pedúnculos cerebelares** (não mostrados). A superfície do cerebelo exibe estrutura mais bem definida do que a do cérebro. Podem-se distinguir as **folhas do cerebelo**, convoluções estreitas que são separadas entre si por **fissuras do cerebelo** quase paralelas.

Tronco encefálico. O **tronco encefálico (B1 e B2)** é dividido em três partes:
- **Mesencéfalo**
- **Ponte (B1)**
- **Bulbo (B2)**.

A partir do tronco encefálico, são reconhecidos a **ponte (B1)**, pertencente ao metencéfalo, e o **mielencéfalo (B2)**, conectado inferiormente. O tronco encefálico é o local da saída aparente dos nervos cranianos III a XII do cérebro. Mais cranialmente, o **nervo oculomotor (NC III, 1)** sai da fossa interpeduncular do mesencéfalo (não mostrada).

Como único nervo craniano, o **nervo troclear (NC IV, 2)** começa na face posterior do tronco encefálico, segue anteriormente e se torna visível na margem da **ponte (B1)**.

O **nervo trigêmeo (NC V, 3a-d)** deixa o cérebro na margem lateral da ponte. Ele tem um gânglio sensitivo, o **gânglio trigeminal (3a)**, e se divide em três ramos:
- **Nervo oftálmico (V/1, 3b)**
- **Nervo maxilar (V/2, 3 c)**
- **Nervo mandibular (V/3, 3 d)**.

Na margem inferior da ponte, reconhece-se o **nervo abducente (NC VI, 4)**. O **nervo facial (NC VII, 5)** e o **nervo intermédio (5a)** saem juntos com o **nervo vestibulococlear (NC VIII, 6)** no ângulo pontocerebelar.

Inferiormente a esse grupo, observam-se os **nervos glossofaríngeo (NC IX, 7)** e **vago (NC X, 8)** posteriormente à oliva.

Abaixo dos nervos glossofaríngeo e vago, as raízes cranianas do **nervo acessório (NC XI, 9)** deixam o bulbo e se unem às raízes espinais desses nervos.

O **nervo hipoglosso (NC XII, 10)** aparece à frente da oliva.

Diencéfalo. O **diencéfalo (C1-3)** encontra-se extensivamente coberto pelos hemisférios cerebrais em torno da linha mediana. Na vista inferior, são visíveis os **nervos ópticos (NC II, C1)** pertencentes ao diencéfalo, que se unem ao **quiasma óptico (C2)**. Em grande proximidade, inferior ao quiasma óptico, está localizada a **hipófise (11)**. Os **corpos mamilares (C3)** são reconhecidos como outra estrutura do diencéfalo posteriormente à hipófise.

Giros inferiores do cérebro. Na linha média, observa-se a **fissura longitudinal do cérebro (12)**, que separa os dois hemisférios cerebrais. Na face inferior do lobo frontal, segue o **sulco olfatório (13)**, que contém o **nervo olfatório (NC I, 14)**. Medialmente ao sulco olfatório, encontra-se o **giro reto (15)** e, lateralmente, os giros e sulcos **orbitais (16)**.

9.3 Cérebro (telencéfalo), vista basal

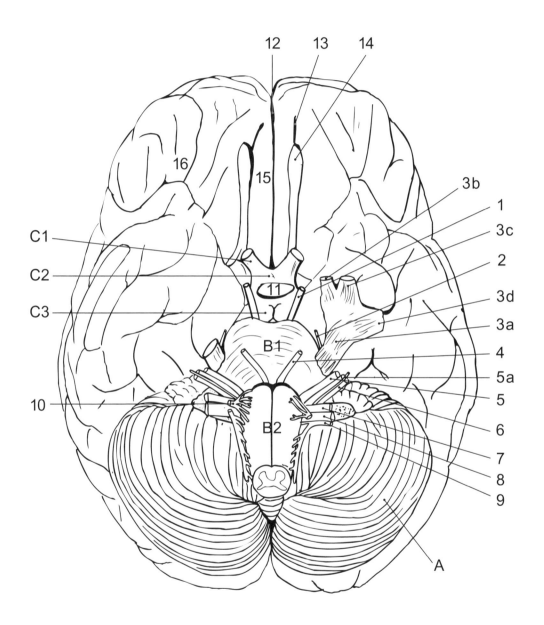

Figura 9.3

9.4 Cerebelo e tronco encefálico

Após a separação do telencéfalo e do diencéfalo no pedúnculo cerebral, obtém-se o tronco encefálico inferior com o mesencéfalo e o rombencéfalo (na linguagem clínica, tronco encefálico; o tronco encefálico anatômico contém os núcleos da base. Ver Seções 9.10 a 9.12). O tronco encefálico está ligado, pelos pedúnculos cerebelares, posteriormente ao **cerebelo (A)**, a partir do qual observam-se aqui os **hemisférios cerebelares (A1)** e, lateral à ponte, o **flóculo (A2)**.

Mesencéfalo. O **mesencéfalo (B1-6)** é a parte mais superior e mais curta do tronco encefálico. Ele conecta a ponte e o cerebelo ao cérebro. No lado inferior, é possível ver os **pilares do cérebro (B1)**, pelos quais passam numerosas vias de projeção ascendentes e descendentes. Entre os dois pilares do cérebro, está localizada a **fossa interpeduncular (B2)**. Posteriormente, o tegmento do **mesencéfalo (B3)** se liga aos pilares do cérebro.
Os pilares do cérebro e o tegmento do mesencéfalo formam, juntos, os **pedúnculos cerebrais (B4)**. Posteriormente ao tegmento do mesencéfalo, pode-se reconhecer um ducto estreito, o **aqueduto do mesencéfalo (B5)**. Ele conecta o terceiro ventrículo, localizado no diencéfalo, com o quarto ventrículo do rombencéfalo (ver Seção 9.13). Posteriormente ao aqueduto, liga-se o **teto do mesencéfalo (B6)**.
A figura a seguir é de um corte do mesencéfalo. Podem-se observar a divisão em **teto (B6)** e **tegmento (B3)** (ver figura superior) e o **aqueduto do mesencéfalo (B5)**, no meio. No plano basal, estão os **pilares do cérebro (B1)**, nos quais, entre outras estruturas, o trato corticospinhal (trato piramidal) funciona como uma importante via descendente motora.
A **substância negra (B7)** encontra-se na fronteira dorsal; é funcionalmente associada ao gânglio basal e tem funções motoras. Mais posteriormente está o **núcleo rubro (B8)**, que é avermelhado em virtude do seu alto teor de ferro e pertence ao sistema extrapiramidal-motor. Imediatamente ventral ao aqueduto do mesencéfalo se encontra pequena incisão no **núcleo do nervo oculomotor (NC III)**. Sua saída do tronco encefálico pode ser vista na **fossa interpeduncular (B2)**. No trajeto posterior, ele fornece inervação motora a quatro dos músculos extrínsecos dos olhos.
Posteriormente ao aqueduto está o **teto (B6)** com as suas **lâminas**. Os dois **colículos superiores (B9)** aqui em corte contêm áreas centrais responsáveis pelos movimentos reflexos dos olhos e pelos reflexos da pupila. Os **colículos inferiores** não estão visíveis. Eles contêm áreas centrais das vias auditivas.

Clínica

A **doença de Parkinson** causa degeneração dos neurônios dopaminérgicos da substância negra. Após a perda de grande parte desses neurônios, os sintomas motores ocorrem no sentido de **hipocinese** hipertônica, ou seja, o aumento do tônus muscular (**rigor**) com movimento reduzido (p. ex., face em máscara, passos curtos, falta de movimento sincronizado dos braços etc.). Outra manifestação da doença de Parkinson é o tremor em repouso.

Rombencéfalo. Consiste em duas partes:
- Parte superior: **metencéfalo**, com o **cerebelo (A)** e a **ponte (C)**
- Parte inferior: **bulbo (D1-3)**.

A ponte conecta-se ao cerebelo lateralmente pelos dois **pedúnculos cerebelares médios (1)** e é separada do bulbo pelo **sulco bulbopontino (2)**.
No lado anterior da ponte, reconhece-se a **fissura mediana anterior (D1)** e as **pirâmides do bulbo (D2)**. Na região da **decussação das pirâmides (D2a)**, cruzam fibras do trato piramidal para o lado oposto. Lateralmente às pirâmides, associam-se as **olivas (D3)**.

9.4 Cerebelo e tronco encefálico

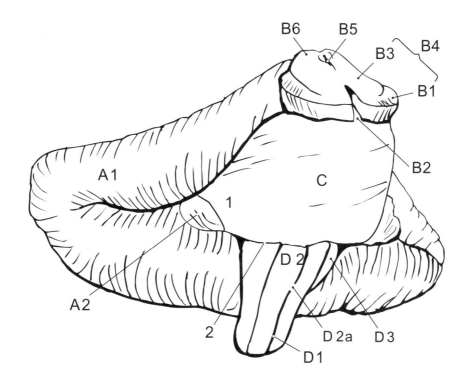

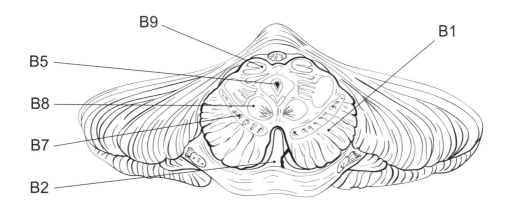

Figura 9.4

9.5 Núcleos dos nervos cranianos

As duas figuras mostram esquematicamente a localização dos núcleos dos nervos cranianos nas vistas dorsal e lateral. Os **núcleos dos nervos cranianos III a XII** estão localizados no **tronco encefálico**. Podem-se distinguir:
- **Núcleos de origem:** contêm neurônios que emitem fibras nervosas eferentes
- **Núcleos de terminação:** onde terminam as vias aferentes, sensitivas.

Como pode ser visto, especialmente na vista dorsal, os núcleos dos nervos cranianos são sistematicamente organizados.

Núcleos de origem. Na vista dorsal no lado esquerdo da figura:
- Os núcleos somatoeferentes gerais estão localizados próximo da linha central. Eles incluem:
  - **Núcleo do nervo oculomotor** (**1**; nervo oculomotor [NC III], mesencéfalo, para inervação de quatro dos músculos extrínsecos dos olhos)
  - **Núcleo do nervo troclear** (**2**; nervo troclear [NC IV], mesencéfalo, músculo oblíquo superior)
  - **Núcleo do nervo abducente** (**3**; nervo abducente [NC VI], metencéfalo, músculo reto lateral)
  - **Núcleo do nervo hipoglosso** (**4**; nervo hipoglosso [NC XII], mielencéfalo, músculos da língua)
- Os núcleos visceroeferentes (parassimpáticos) gerais estão localizados um pouco mais lateralmente:
  - **Núcleo acessório do nervo oculomotor** (**5**; nervo oculomotor [NC III], mesencéfalo, músculos esfíncter da pupila e ciliar)
  - **Núcleo salivatório superior** (**6**; nervo facial [NC VII], metencéfalo, glândulas salivares na parte inferior da boca, glândula lacrimal)
  - **Núcleo salivatório inferior** (**7**; nervo glossofaríngeo [NC IX], mielencéfalo, glândula parótida)
  - **Núcleo dorsal do nervo vago** (**8**; nervo vago [NC X], mielencéfalo, intestinos)
- Mais lateralmente, encontram-se os **núcleos visceroeferentes especiais**:
  - **Núcleo motor do nervo trigêmeo** (**9**; [V], metencéfalo, músculos da mastigação)
  - **Núcleo do nervo facial** (**10**; nervo facial [NC VII], metencéfalo, músculos da expressão facial)
  - **Núcleo ambíguo** (**11**; nervo glossofaríngeo [NC IX] e nervo vago [NC X]; mielencéfalo, músculos da faringe e da laringe)
  - **Núcleo do nervo acessório** (**12**; nervo glossofaríngeo [NC IX]; mielencéfalo/medula espinal, músculos trapézio e esternocleidomastóideo)

Núcleos de terminação. Os núcleos de terminação sensitivos, localizados lateralmente, são divididos em:
- Núcleos visceroeferentes gerais e especiais:
  - **Núcleo do trato solitário** (**13**) com a **parte inferior** (**13a**; nervo glossofaríngeo [NC IX] e nervo vago [NC X], mielencéfalo, intestinos) e a **parte superior** (**13b**; nervo facial [NC VII] e nervo glossofaríngeo [NC IX], mielencéfalo, sentido do paladar)
- Núcleos somatoaferentes gerais:
  - **Núcleo mesencefálico do nervo trigêmio** (**14**; nervo trigêmeo [V], mesencéfalo, sensibilidade profunda dos músculos da mastigação)
  - **Núcleo pontino do nervo trigêmeo** (**15**; nervo trigêmeo [NC V], metencéfalo, sensibilidade epicrítica na cabeça)
  - **Núcleo espinal do nervo trigêmeo** (**16**; nervo trigêmeo [V] e nervo vago [X], do metencéfalo à medula espinal, sensibilidade protopática na cabeça)
- Núcleos somatoaferentes especiais:
  - Núcleos vestibulares superior (**17a**), lateral (**17b**), medial (17 c) e inferior (17 d), nervo vestibulococlear [NC VIII], rombencéfalo, sentido de equilíbrio
  - **Núcleos cocleares anterior** (**18a**) e **posterior** (**18b**), nervo vestibulococlear [NC VIII], metencéfalo, audição

Na vista lateral, além dos núcleos dos nervos cranianos em si, ainda se pode observar o trajeto das fibras nervosas de e para seu local de saída do tronco encefálico.

9.5 Núcleos dos nervos cranianos

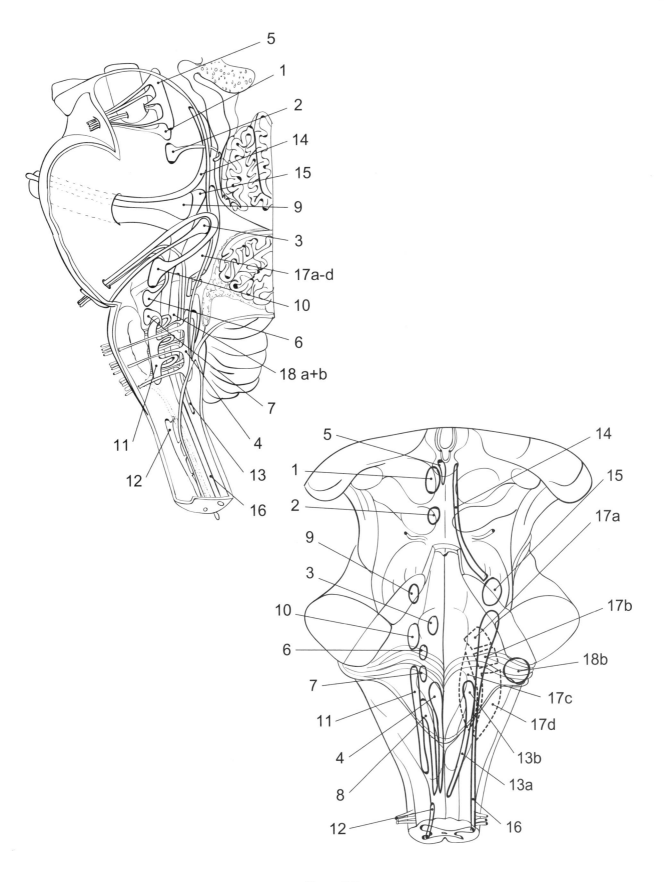

Figura 9.5

9.6 Artérias do cérebro, vista basal

O suprimento arterial do cérebro ocorre a partir de duas fontes:
- Duas **Artérias vertebrais (1)** oriundas da Artérias subclávias
- Duas **Artérias carótidas internas (2)** oriundas das Artérias carótidas comuns.

O **círculo arterial do cérebro** (polígono de Willis) consiste em uma anastomose poligonal, que circunda o quiasma óptico e o túber cinéreo do hipotálamo. É constituído pelas artérias carótidas internas, cerebrais anteriores e posteriores e pelas artérias comunicantes anteriores e posteriores.

Região de drenagem da artéria vertebral. A **artéria vertebral (1)** é a primeira ramificação da artéria subclávia. Ela ascende através dos forames transversários das vértebras cervicais (Seção 7.10) e entra no crânio através do forame magno. Na entrada na base do crânio, a artéria vertebral anterolateral ao bulbo está localizada no clivo. Ela emite a **artéria cerebelar inferior posterior (3)** para o cerebelo e a **artéria espinal anterior (4)** para o bulbo e para a medula espinal. Ambas as artérias espinais anteriores geralmente se unem em um tronco descendente na fissura mediana anterior. No limite entre o bulbo e a ponte, as duas artérias vertebrais se unem e formam a **artéria basilar (5)**, que emite as **artérias cerebelares inferiores anteriores (6)** e segue ascendente na linha mediana até a margem superior da ponte, onde supre a ponte com numerosos ramos curtos.

Na margem superior da ponte, ela emite, na cisterna interpeduncular, as **artérias cerebelares superiores (7)** para o lado superior do cerebelo e logo depois se divide em seus ramos terminais, as **artérias cerebrais posteriores (8)**. Estas seguem em torno dos pedúnculos cerebrais e suprem, entre outros locais, os lobos occipitais e as partes dos giros inferiores dos lobos temporais.

Região de drenagem da artéria carótida interna. A **artéria carótida interna (2)** surge da divisão da A. carótida comum no pescoço (Seção 7.10). Ela segue sem ramificações para a base do crânio, nele entrando através do canal carótico. Ali, atinge a superfície basal do cérebro nas imediações da **hipófise (9)** e do seio cavernoso. Nessa região, a artéria carótida interna faz uma curva em formato de S, o **sifão carótico**.

Imediatamente depois de passar pela dura-máter, a artéria carótida interna emite a artéria oftálmica para a órbita (não mostrada). Após a emissão de vários ramos menores, a artéria carótida interna divide-se em um ramo terminal medial, a **artéria cerebral anterior (10)**, e um ramo terminal lateral, a **artéria cerebral média (11)**.

A **artéria cerebral anterior (10)** segue na **fissura longitudinal do cérebro (12)** e depois no arco do corpo caloso ao longo da face medial do hemisfério cerebral (Seção 9.7). Ambas as Artérias cerebrais anteriores são conectadas entre si antes da sua entrada na fissura longitudinal do cérebro pela **artéria comunicante anterior (13)**. Dessa forma, as regiões de drenagem das duas artérias carótidas internas se mantêm unidas entre si.

A **artéria cerebral média (11)** segue lateralmente anteriormente ao **lobo insular (14)** na profundidade do sulco lateral. Nesse curso, ela emite muitos ramos, que suprem, entre outras estruturas, também os núcleos da base e a cápsula interna (Seções 9.10 a 9.12). Profundamente no sulco lateral, a artéria cerebral média se divide em um **tronco superior (15)**, que supre a convexidade dos lobos frontais e parietal, e um **tronco inferior (16)**, que supre, entre outros locais, o topo e convexidade do lobo temporal.

Círculo arterial do cérebro (polígono de Willis). Na face inferior do cérebro, as regiões de drenagem de ambas as artérias carótidas internas estão ligadas entre si por meio da **artéria comunicante anterior (13)**, assim como com a artéria basilar por meio da **artéria comunicante posterior (17)**, criando-se, com isso, o círculo arterial do cérebro. Ele tem grandes variedades interindividuais e apresenta a forma mostrada apenas em cerca de dois terços dos casos.

9.6 Artérias do cérebro, vista basal

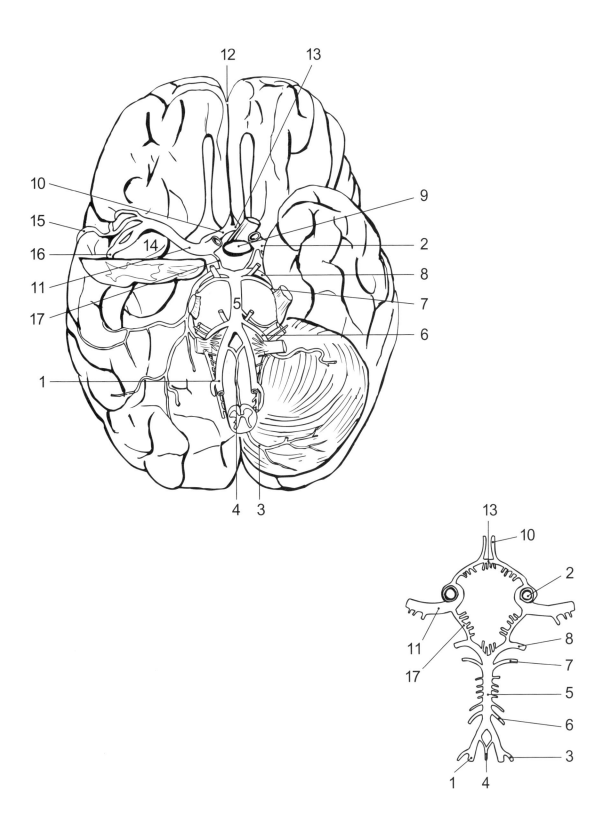

Figura 9.6

9.7 Artérias do cérebro, vista medial

A vista medial evidencia as regiões de suprimento da:
- **Artéria carótida interna (1)**
- **Artéria basilar (2)**.

Artéria carótida interna. A **artéria carótida interna (1)** é reconhecida sob o **quiasma óptico (3)**. O ramo terminal lateral, a A. cerebral média, está escondido na imagem. O ramo terminal medial, a **artéria cerebral anterior (4)**, gira anteriormente na fissura longitudinal do cérebro. A artéria cerebral anterior segue de modo ascendente na face medial do cérebro para o joelho do **corpo caloso (5)** e depois segue adjacente ao corpo caloso em um arco posterior. Ela supre com seus ramos a face medial dos lobos frontal e parietal. Sua região de drenagem se sobrepõe, por meio da **margem superior do hemisfério cerebral (6)**, à convexidade do hemisfério cerebral e termina occipitalmente na região do **pré-cúneo (7)**.

Artéria basilar. A **artéria basilar (2)** surge na margem inferior da **ponte (8)** por meio da união das duas **artérias vertebrais (9)**. Na região da união, a **artéria cerebelar inferior posterior (10)** passa para a parte inferior do **cerebelo (11)**. A ponte é suprida por numerosos ramos em pontes oriundos da artéria basilar. Na altura do **pedúnculo cerebral (12)**, a artéria basilar se comunica (círculo arterial do cérebro) com a região de drenagem da artéria carótida interna por meio da **artéria comunicante posterior (13)**. Ali também se curva o ramo terminal da artéria basilar, a **artéria cerebral posterior (14)**, posterolateralmente, e segue na parte inferior dos lobos temporal e occipital. Ela supre com seus ramos o lobo occipital e outras partes do lado inferior do lobo temporal.

9.7 Artérias do cérebro, vista medial

Notas

Região de drenagem das grandes artérias do cérebro.

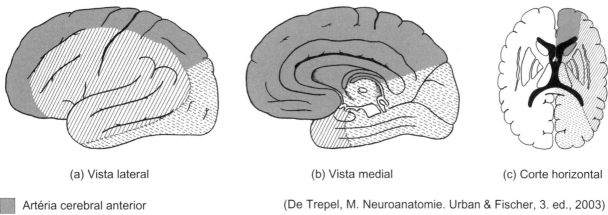

(a) Vista lateral (b) Vista medial (c) Corte horizontal

■ Artéria cerebral anterior
▨ Artéria cerebral média
▦ Artéria cerebral posterior

(De Trepel, M. Neuroanatomie. Urban & Fischer, 3. ed., 2003)

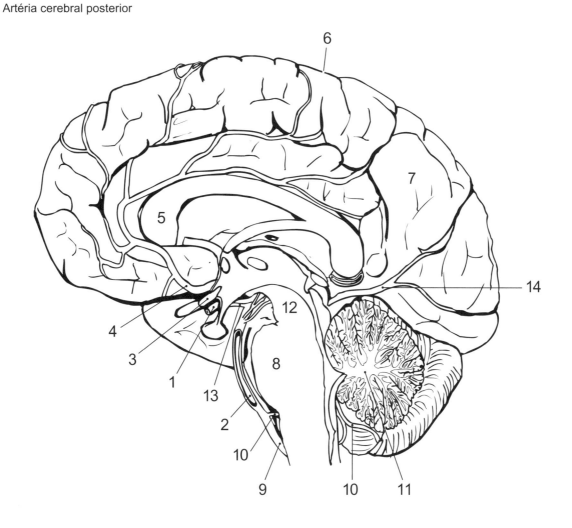

Figura 9.7

189

9.8 Veias do cérebro

As veias do cérebro podem ser divididas em dois grupos:
- **Veias cerebrais superficiais** (veias cerebrais externas), que drenam a superfície do cérebro
- **Veias cerebrais profundas** (veias cerebrais internas), que drenam o sangue de áreas profundas do cérebro.

As veias cerebrais não apresentam válvulas. Ambos os sistemas venosos são conectados entre si por numerosas anastomoses e fluem, por fim, para os seios venosos da dura-máter, que contêm sangue venoso, não têm válvulas e são revestidos por endotélio. Veias superficiais e profundas do cérebro drenam nesses seios, seja direta, seja indiretamente, assim como um pequeno volume de líquido cerebrospinhal via granulações aracnóideas. Os seios venosos da dura-máter drenam o sangue do cérebro para as veias jugulares internas. Eles podem ser divididos em:
- Um grupo superior
- Um grupo inferior.

Pertencem ao grupo superior dos seios da dura-máter:
- **Seio sagital superior (1)**
- **Confluência dos seios (2)**
- **Seio sagital inferior (3)**
- **Seio reto (4)**
- **Seio transverso (5)**
- **Seio sigmóideo da dura-máter (6)**
- **Seio occipital (7)**
- **Seio marginal (não mostrado)**.

O **seio sagital superior (1)** começa anteriormente na região do forame cego e segue posteriormente na linha média na região de inserção da foice do cérebro. Ele termina na protuberância occipital interna na **confluência dos seios (2)**. No seu trajeto, incorpora muitas veias cerebrais superficiais, como as **veias frontais (8)** e **parietais (9)**.

O **seio sagital inferior (3)** encontra-se na margem livre inferior da foice do cerebelo na linha média. Ele flui para o **seio reto (4)**, que segue para trás na crista do tentório do cerebelo e desemboca na confluência dos seios.

O seio reto incorpora, em seu início, a **veia cerebral magna (veia de Galeno, 10)**, que se origina abaixo do esplênio do corpo caloso a partir da **veia cerebral interna (11)** e da **veia basal (12)**. A confluência dos seios representa o encontro do seio reto e do seio sagital superior. Da confluência dos seios, o sangue venoso flui principalmente ao longo dos **seios transversos (5)**, que seguem à frente na margem lateral do tentório do cerebelo até a base da pirâmide petrosa (ver Seção 7.2), e incorpora, em seu trajeto, veias da face inferior do cérebro e veias cerebelares. A continuação do seio transverso representa o **seio sigmóideo da dura-máter (6)**. Ele segue em formato de S no sulco do seio sigmóideo da dura-máter, no forame jugular. Ali ele desemboca na **veia jugular interna (13)**.

Outra via de drenagem a partir da confluência dos seios é o **seio occipital (7)**, que desce para o forame magno e, ali, através do seio marginal (não mostrado), desemboca na veia jugular.

Grupo inferior dos seios da dura-máter. Consiste em:
- **Seio cavernoso (14)**
- **Seio esfenoparietal (15)**
- **Seio petroso superior (16)**
- **Seio petroso inferior (não mostrado)**.

Os seios do grupo inferior desembocam no **seio cavernoso (14)**, que se encontra (pareado) na região da sela turca (Seção 7.2). Através dele passam a artéria carótida interna e o nervo abducente (NC VI). Em sua parede estão os nervos oculomotor (NC III), troclear (NC IV) e oftálmico (V1). Ambos os seios cavernosos estão interligados e formam um anel ao redor da hipófise. O seio cavernoso incorpora a **veia oftálmica (17)** da órbita. Essa veia conecta os condutores de sangue venoso do cérebro com as veias dos tecidos moles da cabeça – por um lado, através da **veia angular (18)** para a **veia facial (19)**; por outro, através do **plexo pterigóideo (20)**.

No seio cavernoso também desemboca o **seio esfenoparietal (15)**.

A partir do seio cavernoso, o sangue flui através do **seio petroso superior (16)** ao longo da margem superior da pirâmide petrosa para o seio sigmóideo da dura-máter. O seio petroso superior, portanto, conecta os grupos superior e inferior dos seios da dura-máter.

> **Notas**
>
> O sangue venoso do cérebro é drenado através dos seios da dura-máter e dos vasos sanguíneos sem válvulas nas duplicações da dura-máter (meninges duras); por fim, flui para a veia jugular interna.

9.8 Veias do cérebro

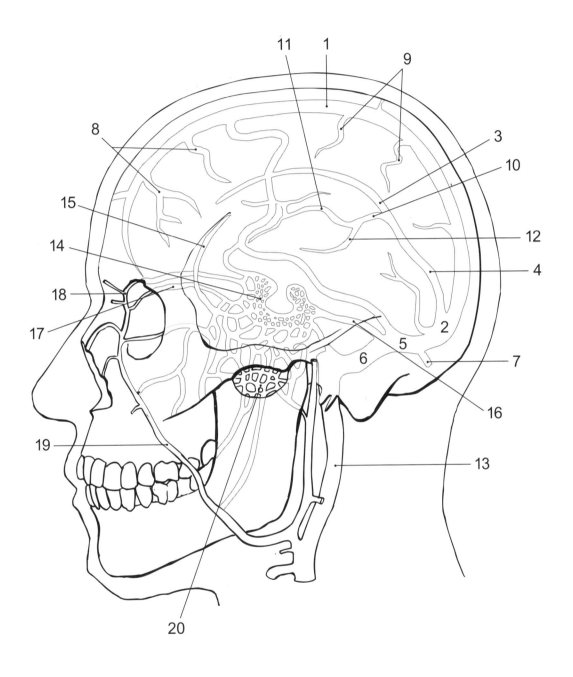

Figura 9.8

9.9 Espaços subaracnóideos internos

O cérebro e a medula espinal são completamente envoltos pelo **líquido cerebrospinhal**, que aqui se encontra no **espaço subaracnóideo** entre as meninges, mais precisamente entre a aracnoide-máter e a pia-máter.

Mas há também cavidades cheias de líquido cerebrospinhal na parte central do sistema nervoso (conhecida na prática clínica como sistema nervoso central [SNC]). O SNC desenvolve-se a partir do **tubo neural** durante o período embrionário. As diferentes seções do SNC são formadas a partir da parede do tubo neural, e os **espaços subaracnóideos internos**, de seu lúmen.

- No **telencéfalo**, estão os dois ventrículos laterais. Eles são divididos da seguinte forma: no lobo frontal, está o **corno anterior (corno frontal, 1a)**; no lobo parietal, a **parte central (1b)**; no lobo temporal, o **corno inferior (corno temporal, 1 c)**; e no lobo occipital, o **corno posterior (corno occipital, 1 d)**
- Uma vez que todos os espaços subaracnóideos internos se desenvolvem a partir do lúmen do tubo neural, eles estão conectados entre si. Através dos **forames interventriculares (2)**, chega-se ao **terceiro ventrículo (3)**, o espaço subaracnóideo do diencéfalo. Seu limite lateral é formado pelo tálamo e pelo hipotálamo. Os tálamos de ambos os lados se tocam na linha média na **aderência intertalâmica**, resultando em um recesso arredondado no terceiro ventrículo **(3a)**, que tem quatro pequenas extensões: o **recesso do infundíbulo (3b)**, para a haste hipofisária; o **recesso supraóptico (3 c)**, que mostra a direção do quiasma óptico; e os **recessos suprapineal (3 d)** e **pineal (3e)**, na região de epífise
- No mesencéfalo, o espaço subaracnóideo interno se estreita formando o **aqueduto do mesencéfalo (4)**
- Acima dele, o terceiro ventrículo está em conexão com o espaço subaracnóideo do rombencéfalo, o **quarto ventrículo (5)**. É delimitado pelo **cerebelo (6)** e pelo **tronco encefálico (7)**. No quarto ventrículo, o **recesso lateral (5a)** está localizado em ambos os lados, com cada um deles levando à **abertura lateral (5b)**. A **abertura mediana (8)** não pareada aponta para o cerebelo. Através dessas aberturas, os espaços subaracnóideos internos conectam-se ao espaço subaracnóideo
- Inferiormente, o quarto ventrículo segue para o **canal central (9)** da **medula espinal**.

O líquido cerebrospinhal é continuamente formado no **plexo corióideo** dos espaços subaracnóideos internos. Ele se encontra na base da **parte central (1b)**, bem como no teto do **corno inferior (1 c)** do ventrículo lateral, atravessa os **forames interventriculares (2)** e, então, se localiza no teto do **terceiro ventrículo (3)**. Também no teto do **quarto ventrículo (5)** há um plexo corióideo que segue para o **recesso lateral (5a)** e projeta-se sobre a **abertura lateral (5b)** no espaço subaracnóideo.

A absorção do líquido cerebrospinhal ocorre em vasos linfáticos nos locais de saída dos nervos espinais e através das granulações aracnóideas para os seios da dura-máter.

9.9 Espaços subaracnóideos internos

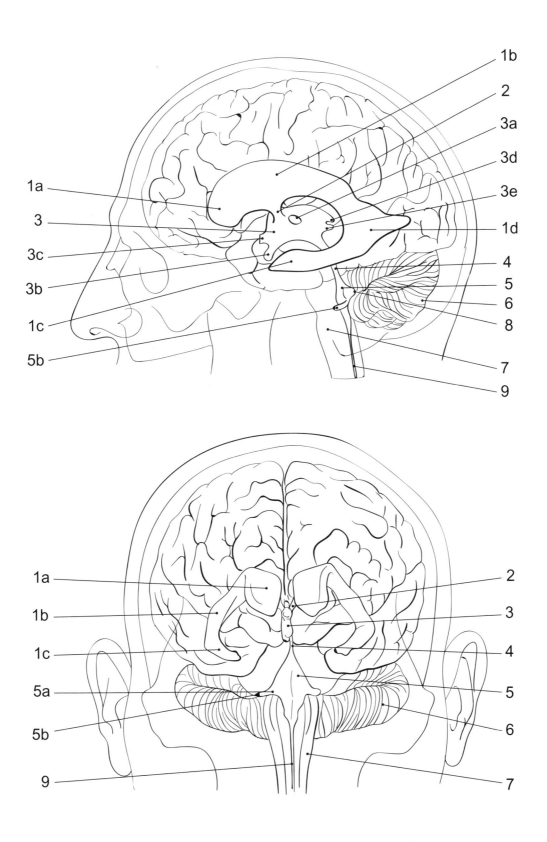

Figura 9.9

193

9.10 Corte frontal do cérebro I

As estruturas localizadas na profundidade do cérebro podem ser observadas em séries de cortes frontais. Dependendo do plano de corte, diferentes estruturas se tornam visíveis. Na figura, a orientação do corte é feita pouco posterior ao joelho do corpo caloso (ver esboço de orientação).

Primeiramente, é possível orientar-se pelas já conhecidas estruturas observadas na superfície do cérebro, sendo visíveis o **lobo frontal (A1-3)**, com seus **giros frontal superior (A1)**, **médio (A2)** e **inferior (A3)**, assim como o polo frontal do **lobo temporal (B)**. Ambos os lobos são separados entre si pelo **sulco lateral (1)**.

Agora, podem-se ver também a **substância cinzenta do córtex cerebral (2)**, predominantemente das células nervosas na superfície, e a **substância branca (3)** subjacente. Superiormente, a **fissura longitudinal do cérebro (4)** corta profundamente e separa os dois hemisférios cerebrais um do outro. A maior comissura, o **corpo caloso (5a e b)**, é encontrada duas vezes (ver esboço de orientação): por um lado, o **tronco do corpo caloso (5a)** e, por outro, o **rostro do corpo caloso (5b)**.

Na profundidade do cérebro, é possível ver duas cavidades: os **ventrículos laterais (6)**, que aqui são encontrados na região dos seus cornos anteriores. Eles representam os espaços subaracnóideos internos do telencéfalo e são separados pelo **septo pelúcido (7)**, localizado abaixo do corpo caloso.

Destaca-se também que a substância cinzenta não é encontrada apenas no córtex cerebral, mas também na profundidade do telencéfalo. Observam-se secções na **cabeça dos núcleos caudados (8)** no assoalho e na parede lateral do ventrículo lateral e no **putame (9)**. Ambas as estruturas são consideradas núcleos da base. Eles são interligados por pontes de substância cinzenta e obtêm, assim, aparência listrada. Portanto, os dois juntos também são chamados de **corpo estriado**.

Entre as pontes de substância cinzenta, encontra-se a **cápsula interna (10)**. Ela é formada por vias de projeção que, oriundas de regiões inferiores do cérebro, seguem entre os núcleos da base para o córtex cerebral ou na direção oposta.

Clínica

Para avaliação de doenças e lesões do cérebro, são usadas a **tomografia computadorizada (TC)** e a **ressonância magnética (RM)**, que, para serem aplicadas, exigem conhecimentos de anatomia seccional.

9.10 Corte frontal do cérebro I

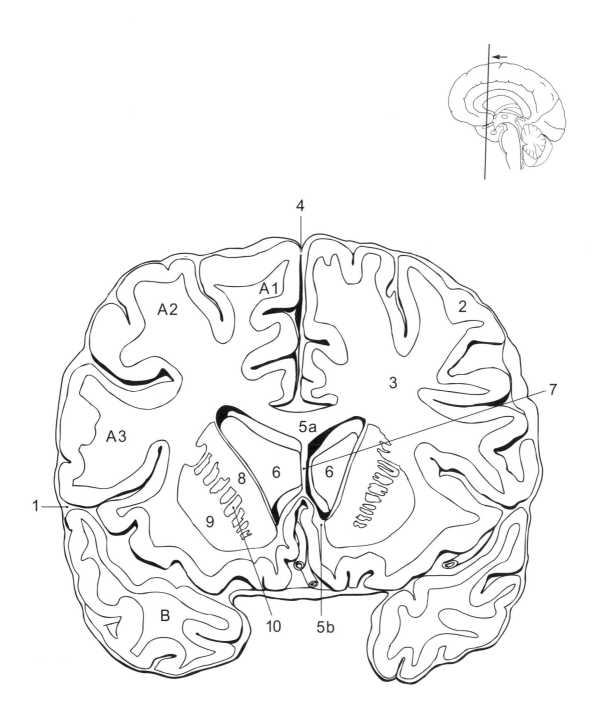

Figura 9.10

9.11 Corte frontal do cérebro II

Esse corte frontal é feito na altura da **hipófise (1)** e logo atrás da **comissura anterior (2)** (ver esboço de orientação). As estruturas já conhecidas são:
- **Lobo frontal (A1-3)**, com os **giros frontais superior (A1), médio (A2)** e **inferior (A3)**
- **Lobo temporal (B1-3)**, com os **giros temporais superior (B1), médio (B2)** e **inferior (B3)**
- **Giros occipitotemporais lateral (3), medial (4)** e **giro para-hipocampal (5)**
- **Tronco do corpo caloso (6)**
- **Fissura longitudinal do cérebro (7)** e **sulco lateral (8)**.

Na profundidade do **sulco lateral**, reconhecem-se giros cerebrais, que, na vista lateral através dos lobos frontal e parietal, estão cobertos. São os **giros da ínsula (9)**.

Na região dos **núcleos da base**, são visíveis as já conhecidas incisões da **cabeça do núcleo caudado (10)** e do **putame (11)**, assim como da **cápsula interna (12)** localizada entre eles. Além disso, entre os giros da ínsula e o putame aparece uma faixa estreita de substância cinzenta: o **claustro (13)**. Medialmente ao **putame (11)**, reconhece-se outra região nuclear, o **globo pálido (14)**, do qual se distinguem uma **parte lateral (14a)** e uma **parte medial (14b)**. Com o aparecimento do **claustro (13)**, são separadas duas faixas estreitas de substância branca entre os giros da ínsula e o claustro, bem como entre o claustro e o putame:
- **Cápsula extrema (15)**
- **Cápsula externa (16)**.

Na margem inferior do **septo pelúcido (17)** e medialmente à cápsula interna, são reconhecidas seções no **corpo (18a)** e, na **coluna (18b)** do **fórnice (18)**, uma via de projeção, que liga os corpos mamilares do diencéfalo ao hipocampo (Seção 9.12).

Abaixo do **fórnice (18)**, reconhece-se o espaço subaracnóideo interno do diencéfalo, o **terceiro ventrículo (19)**. O ventrículo lateral e o terceiro ventrículo comunicam-se exatamente nesse plano de corte, posteriormente ao fórnice pelos **forames interventriculares (20)**. A parede do terceiro ventrículo forma aqui o **hipotálamo (21)**, a partir do qual o **infundíbulo da hipófise (22)** se estende no sentido basal. Abaixo do hipotálamo, o **trato óptico (23)**, pertencente ao diencéfalo e parte do trato visual, está cortado.

No lobo temporal, reconhece-se mais um corte do ventrículo lateral, que chega ao lobo temporal seguindo em formato de arco com o seu **corno inferior (24)**. Da mesma forma, a **cauda do núcleo caudado (25)** segue em forma de cometa, de modo que aqui se localiza no teto do corno inferior. Além do corno inferior, aparece nesse plano de corte outra região nuclear: o **corpo amigdaloide (26)**.

9.11 Corte frontal do cérebro II

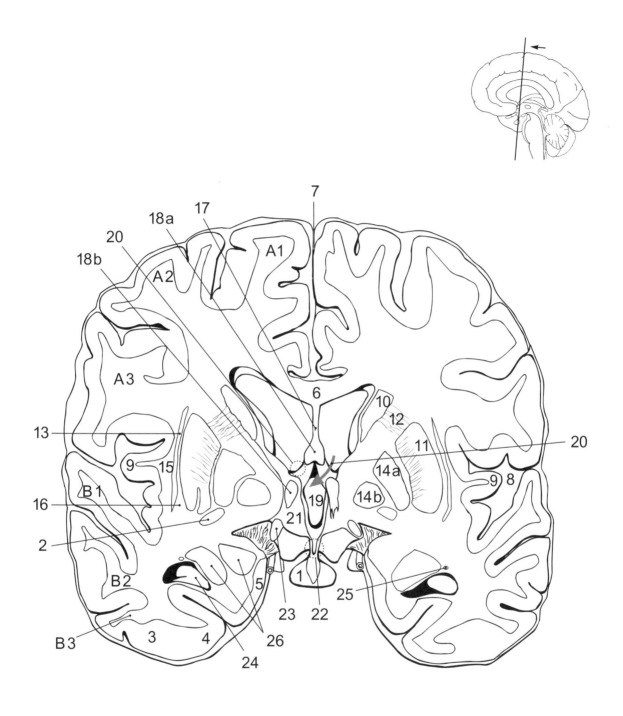

Figura 9.11

9.12 Corte frontal do cérebro III

O plano de corte no nível dos corpos mamilares encontra a **ponte (1)**, assim como nos lobos frontal e temporal os giros já visíveis do corte anterior (ver esboço de orientação). O **ventrículo lateral (2)** encontra-se aqui em sua parte central. No seu assoalho, pode-se ver o plexo corióideo do **ventrículo lateral (3)**, um local de formação de líquido cerebrospinhal.

O plexo corióideo do ventrículo lateral comunica-se, na altura dos forames interventriculares (Seção 9.11), com a **tela corióidea (4)** no teto do **terceiro ventrículo (5)**. No teto dos ventrículos laterais também é possível ver o tronco do **corpo caloso (6)** e, em sua parede lateral, os corpos dos **núcleos caudados (7)**.

O **septo pelúcido (8)** se estende abaixo do corpo caloso e do **corpo do fórnice (9)**. Na parede do terceiro ventrículo, está localizado o **tálamo (10)**, que pertence ao diencéfalo. No assoalho do terceiro ventrículo, é possível ver os **corpos mamilares (11)**.

Na região dos núcleos da base, também se observam o **claustro (12)**, o **putame (13)**, o **globo pálido (14)** e o **núcleo caudado (7)**, assim como a substância branca entre eles (**cápsulas extrema, 15; externa, 16; e interna, 17**).

Na profundidade do **sulco lateral (18)**, encontram-se os **giros da ínsula (19)**. Na área do lobo temporal agora está mais evidente o **corno temporal (20)** do ventrículo lateral. Em seu teto, está localizada a **cauda dos núcleos caudados (21)**. Medialmente, o **hipocampo (22)** se protrai contra o lúmen do corno temporal. Em virtude da sua estrutura sinuosa em formato de caracol, essa região do córtex cerebral também é chamada de hipocampo propriamente dito (corno de Ammon). Acima do corno temporal, ainda é reconhecível a seção no **corpo amigdaloide (23)**.

9.12 Corte frontal do cérebro III

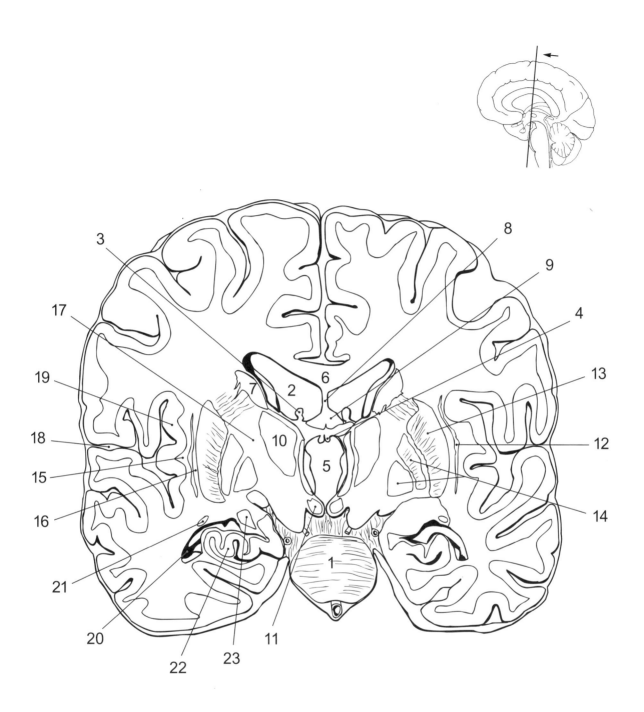

Figura 9.12

9.13 Corte frontal do cérebro IV

Esse corte frontal está localizado na altura da **glândula pineal (1)** e do quarto **ventrículo (2)**. Observa-se a superfície de corte posterior (ver esboço de orientação) do esplênio do **corpo caloso (3)**, do **cerebelo (4)** e do **bulbo (5)**.

Na região do córtex cerebral, são agora também seccionados os **giros pós-centrais (6)**, **parietal inferior (7)** e **supramarginal (8)**.

Lateralmente ao esplênio do **corpo caloso (3)**, encontra-se a **parte central do ventrículo lateral (9)** com o **plexo corióideo (10)**, que se estende até o **corno temporal (11)** do ventrículo lateral. Reconhecem-se os **pilares do fórnice (12)**, que também se encontram lateralmente ao esplênio do corpo caloso. Aqui eles se afastam da linha média e seguem em arco para o **hipocampo (13)**.

Inferiormente ao esplênio do corpo caloso está seccionada a **glândula pineal (1)**. Na região da epífise, observa-se a superfície externa do cérebro. Aqui é mostrada a superfície do **pulvinar do tálamo (14)** (à esquerda) e sua secção (à direita). Abaixo da glândula pineal, observam-se na face posterior os **colículos superiores (15)** e **inferiores (16)** do teto do mesencéfalo.

O **cerebelo (4)** comunica-se com o tronco encefálico por meio dos **pedúnculos cerebelares superior (17)**, **médio (18)** e **inferior (19)**. A partir do cerebelo, se vê aqui, além dos **hemisférios cerebelares (4a)**, também o **verme do cerebelo (4b)**, localizado na linha média. Entre o cerebelo e o tronco encefálico, é seccionado o espaço subaracnóideo do rombencéfalo, o **quarto ventrículo (2)**.

9.13 Corte frontal do cérebro IV

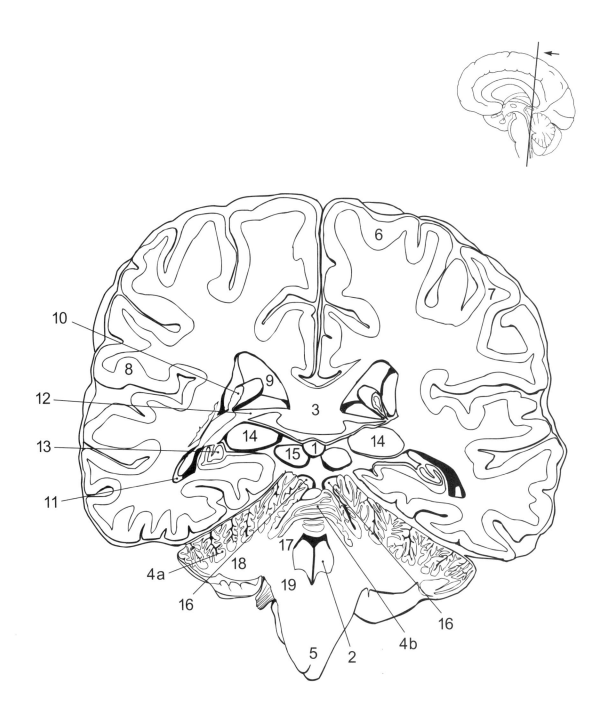

Figura 9.13

201

9.14 Corte horizontal do cérebro

No corte horizontal do cérebro, algumas relações topográficas das regiões cerebrais profundas tornam-se mais claras do que no corte frontal. Esse corte horizontal foi feito no nível do **rostro (1)** do corpo caloso e imediatamente abaixo do **esplênio**.

Quando se retorna às estruturas superficiais, é possível reconhecer o **sulco lateral (2)**, que é profundo, e a **ínsula (3)**. Nas áreas profundas, a parte central dos núcleos da base se aproxima nos giros da ínsula. Da parte externa para a interna, observam-se:
- **Claustro (4)**
- **Putame (5)**
- **Globo pálido (6)**.

Mais medialmente, a **cápsula interna** se encontra com os **ramos anterior (7a)** e **posterior (7b)** e o **joelho (7c)**. Por esses ramos seguem vias descendentes motoras e ascendentes sensitivas do córtex e para ele. Mais medialmente, o ramo anterior da cápsula interna é delimitado pela **cabeça do núcleo caudado (8)**, que pode ser visto aqui na parede do corno frontal do **ventrículo lateral (9)**. O limite medial do ramo posterior da cápsula interna é formado pelo **tálamo (10)**, no qual quase todas as vias sensitivas aferentes são alternadas.

Dos ventrículos, o **terceiro ventrículo (11)** e os **cornos posteriores (12)** dos ventrículos laterais ainda podem ser reconhecidos. Eles contêm parte do **plexo corióideo (13)**, um dos locais onde ocorre a formação de líquido cerebrospinhal. À frente do terceiro ventrículo, há duas pequenas incisões arredondadas na **coluna do fórnice (14a)**. O **fórnice** é uma via de projeção que segue em arco do diencéfalo ao hipocampo. Assim, uma segunda incisão é feita através da **fímbria do hipocampo (14b)** na margem medial do corno posterior do ventrículo lateral. Posteriormente ao terceiro ventrículo, está o **corpo pineal (15)**, uma estrutura do diencéfalo associada ao controle do ritmo circadiano.

Na região do lobo occipital, encontra-se – em torno do **sulco calcarino (16)**, profundamente constrito – o **córtex visual (17)** primário. A partir do ramo posterior da cápsula interna, a **radiação óptica (18)** já pode ser vista macroscopicamente. Nela, segue a via visual do tálamo até o córtex visual.

9.14 Corte horizontal do cérebro

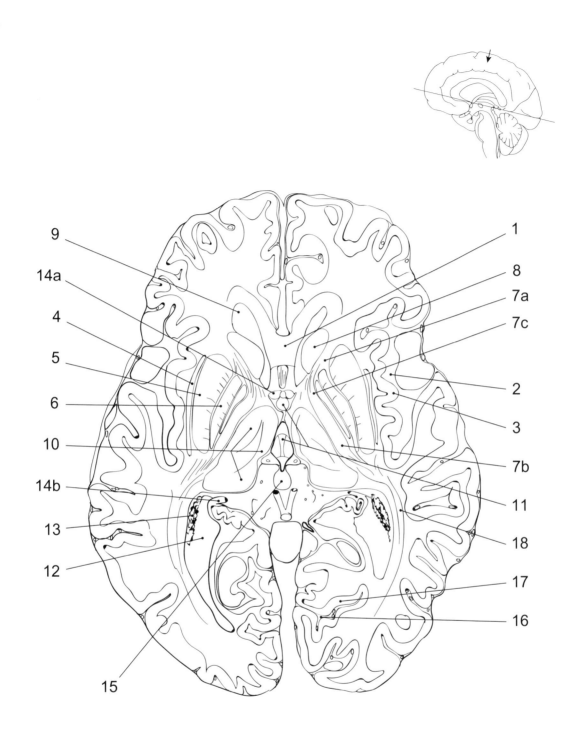

Figura 9.14

9.15 Canal espinal, medula espinal e nervos espinais

A coluna vertebral envolve o **canal vertebral (1)**, o qual contém a **medula espinal (A1 e 2)**, de onde emergem os **nervos espinais**.

Canal vertebral. A **medula espinal (A1 e 2)** encontra-se no **canal vertebral (1)**, que é formado pela sucessão de **vértebras (B1-6)**. A figura superior mostra um exemplo de vértebra com o **corpo vertebral (B1)**, o **arco vertebral (B2)**, assim como suas extensões, os **processos transversos (B3)**, **espinhosos (B4)** e **articulares superior (B5)** e **inferior (B6)**. Os **ligamentos longitudinais anterior (2)** e **posterior (3)** seguem anterior e posteriormente aos corpos vertebrais. Entre os corpos vertebrais, encontram-se os **discos intervertebrais (4)** fibrocartilagíneos.

Medula espinal. A figura inferior de um segmento da medula espinal mostra a **substância branca (A1)** da medula espinal, formada por vias e localizada superficialmente, que é subdividida em um **funículo anterolateral (A1.1)** e um **funículo posterior (A1.2)**. A **substância cinzenta (A2)** da medula espinal encontra-se em formato de borboleta em sua profundidade. Nela, podem ser vistos um **corno anterior (A2.1)** largo e um **corno posterior (A2.2)** mais estreito. Na região do funículo anterolateral, as fibras nervosas saem da medula espinal como **raiz anterior (5)**, enquanto na região do funículo posterior as fibras nervosas entram na medula espinal como **raiz posterior (6)**. Essas fibras representam aferentes somatossensoriais, cujos corpos neuronais se encontram no **gânglio espinal (7)**.

Nervos espinais. As raízes anterior e posterior de cada segmento da medula espinal se unem para formar um **nervo espinal (8)**. Isso resulta em um total de 31 pares de nervos espinais (8 nervos cervicais, 12 nervos torácicos, 5 nervos lombares, 5 nervos sacrais e 1 nervo coccígeo). Na região dos **forames intervertebrais (9)**, eles se dividem em cinco ramos:
- **Ramo anterior (10)**
- **Ramo posterior (11)**
- **Ramo meníngeo recorrente (12)**
- **Ramos comunicantes branco (13)** e **cinzento (14)**.

Os ramos comunicantes conectam os nervos espinais com o **tronco simpático (15)** localizado ventralmente nos corpos vertebrais.

Irrigação da medula espinal. A medula espinal é irrigada pela **artéria espinal anterior (16)** e pelas duas **artérias espinais posteriores (17)**. Elas saem da artéria vertebral no interior do crânio e seguem abaixo para a fissura mediana anterior ou para o sulco posterolateral. A parte inferior da medula espinal (especialmente na intumescência lombossacral, espessa e rica em células nervosas) recebe significativo influxo adicional da artéria lombar ou diretamente da aorta abdominal via artérias radiculares. A maior dessas artérias radiculares é a **artéria radicular magna** (A. de Adamkiewicz, 18).

Notas

Ramos do nervo espinal
- Ramo anterior **(10)**
- Ramo posterior **(11)**
- Ramo meníngeo recorrente **(12)**
- Ramos comunicantes branco **(13)** e cinzento **(14)**.

Clínica

Nas alterações degenerativas dos discos intervertebrais, o seu núcleo pulposo gelatinoso pode prolapsar e comprimir um nervo espinal ou suas raízes na região do forame intervertebral (**hérnia de disco**). Isso resulta, além de dor, em perda segmentar da sensibilidade e da motilidade.

9.15 Canal espinal, medula espinal e nervos espinais

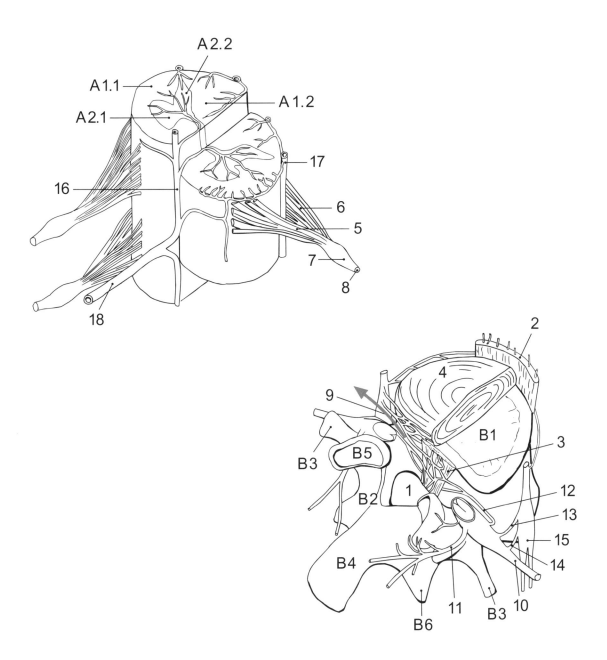

Figura 9.15

205

Índice Alfabético

A

Abertura superior do tórax, 168
Acetábulo, 34, 36
Acrômio, 8
Alça(s)
- cervical profunda, 166
- intestinais, 96
- mediana, 26, 28
Ampola
- do reto, 122
- do útero, 134
Anastomoses portocavais, 100, 102, 130
Anel inguinal, 94, 96
Anestesia regional, 146
Angina de peito, 75
Ângulo da mandíbula, 144
Ânus, 116
Aorta, 84
- abdominal, 112
Aparelho de sustentação do útero, 134
Apêndice vermiforme, 110
Aponeurose(s), 90, 92
- dorsais, 20, 50
- epicrânica, 142
- palmar, 14
- plantar, 52, 66
Aqueduto do mesencéfalo, 182
Arco
- da aorta, 82
- do atlas, 6
- palmar superficial, 30
- plantar profundo, 66
- reflexo simples, 40
- tendíneo do músculo
-- levantador do ânus, 116
-- sóleo, 44
- vertebral, 204
Artéria(s)
- alveolar inferior, 146, 154
- apendicular, 110
- basilar, 186, 188
- braquial profunda, 28, 32
- bucal, 146
- carótida
-- comum, 154, 164, 168
-- externa, 154, 162, 164
-- interna, 154, 164, 186, 188
- cerebelares, 186
- cerebral
-- anterior, 186, 188
-- posterior, 186, 188
- cólica direita, 110
- comunicante
-- anterior, 186
-- posterior, 186, 188
- coronária
-- direita, 72, 75
-- esquerda, 75
- da cabeça, 154
- facial, 154, 162, 164
-- transversa, 154
- do cérebro, 186
- do reto, 128
- espinal
-- anterior, 204
-- posterior, 204
- faríngea ascendente, 154, 164
- fibular, 62
- frênicas inferiores, 112
- gástrica, 98
- gastroduodenal, 98, 104
- glútea
-- inferior, 126
-- superior, 126
- hepática, 98, 100, 104
- ileocólica, 110
- ilíaca
-- comum, 112, 126
-- externa, 126
-- interna, 126, 128
- iliolombar, 126
- infraorbital, 146, 154
- jejunais, 110
- lingual, 154, 162, 164
- maxilar, 154
- mesentérica
-- inferior, 112
-- superior, 112
- metatarsais plantares, 66
- obturatória, 126
- occipital, 154
- ovárica, 112, 132
- pancreaticoduodenal, 104
- plantar
-- anterior, 66
-- medial, 66
- poplítea, 58, 62
- pudenda interna, 56, 118, 120, 126, 128
- pulmonares
-- direita, 72
-- esquerda, 72
- radicular magna, 204
- renal, 108, 110, 112
- retal
-- inferior, 128
-- média, 126
- sacral lateral, 126
- superior, 128
- sigmóideas, 128
- subclávia, 154, 166, 168
- submentual, 162
- suprarrenal
-- inferior, 108
-- média, 108, 112
-- superior, 108
- temporal superficial, 154
- testiculares, 112
- tibial
-- anterior, 60, 62
-- posterior, 62
- tireóidea
-- inferior, 166
-- superior, 154, 164, 166
- torácica interna, 166
- ulnar, 30, 32
- umbilical, 126
- uterina, 126, 132
- vertebral, 6, 154, 186
- vesical inferior, 126
Articulação
- cotilóidea, 36
- da mão, 18
- do cotovelo, 16
- do joelho, 42
- do ombro, 8
- do quadril, 36
- esferoidal, 8
- radioulnar, 16
-- proximal, 16
- rotadora, 16

207

Índice Alfabético

- sacroilíaca, 34
- talocrural, 48
- temporal profunda, 146
- temporomandibular, 144
- umeroulnar, 16

Asa
- maior do esfenoide, 140, 148
- menor do esfenoide, 148

Assoalho
- orbital, 148
- pélvico, 116

Átrio
- direito, 72, 74
- esquerdo, 72, 74

B

Barorreceptores, 164
Base do crânio
- vista interna, 138
- vista externa, 140

Bexiga urinária, 122, 124
Bigorna, 152
Bolsa subacromial, 8
Brônquio principal, 78, 84
Bulbo, 180, 182, 200
- do olho, 148, 150

C

Cabeça
- da mandíbula, 144
- do fêmur, 36
- do rádio, 16
- do úmero, 16
- lateral, 12
- medial, 12

Calcâneo, 48
Cálculos biliares, 106
Cálices renais, 108
Câmara
- anterior do olho, 150
- posterior do olho, 150

Canal
- anal, 126
- de Schlemm, 150
- do nervo óptico, 148
- do pudendo, 118
- inguinal, 94

Cápsula
- adiposa, 108
- articular, 8

- fibrosa, 108
- interna, 194, 202

Carcinoma(s)
- da cabeça do pâncreas, 106
- da próstata, 124
- do reto, 130

Cartilagem(ns)
- aritenóideas, 170, 172
- cricóidea, 170
- epiglótica, 170
- tireóidea, 170

Cateter venoso central, 168

Cavidade(s)
- da laringe, 170
- do pericárdio, 70
- glenoidal da escápula, 8
- infraglótica, 172
- nasal, 174
- oral, 174
- pleurais, 70

Ceco, 110
Centro tendíneo, 88
- do períneo, 116

Cerebelo, 180, 182, 192, 200
Cérebro, 176, 178, 180
- face medial, 178
- frontal
-- medial, 178
-- superior, 196
- giro
-- da ínsula, 196
-- do cíngulo, 178
-- paracentral, 178
-- para-hipocampal, 178
- lobo
-- frontal, 176, 194, 196
-- occipital, 176
-- parietal, 176
-- temporal, 176, 194, 196

Claustro, 196, 202
Clavícula, 10
Clitóris, 118
Clivo, 138
Coános, 140
Cóccix, 122, 124
Cóclea, 152
Colículos
- inferiores, 200
- superiores, 182, 200

Colo
- ascendente, 110
- da bexiga, 122
- da mandíbula, 144
- do intestino grosso, 110
- do útero, 122
- transverso, 110

Coluna(s)
- do fórnice, 202
- lateral, 4
- medial, 4
- renais, 108

Compartimento fibular, 46
Conchas nasais inferiores, 136
Côndilos
- da tíbia, 42
- do fêmur, 42
- occipitais, 140

Coração, 72
Corda(s)
- do tímpano, 162
- vocais, 170

Corno(s)
- anterior, 204
- inferiores, 170, 196
- maiores, 170
- posteriores, 202, 204
- superiores, 170
- temporal, 198, 200

Corpo(s)
- amigdaloide, 196
- caloso, 178, 188, 194, 200
- ciliar, 150
- esponjoso do pênis, 124
- estriado, 194
- mamilares, 180, 198
- vítreo, 150

Cortes transversais
- do antebraço, 32
- do braço, 32

Córtex
- auditivo primário, 176
- motor primário, 176
- renal, 108
- somatossensorial primário, 176
- visual, 202

Cotovelo de tenista, 16
Coxa
- valga, 36
- vara, 36

Índice Alfabético

Crânio, 136
Cricotireoidostomia, 170, 172
Crista ilíaca, 34, 56
Cúneo, 178

D

Diafragma, 84, 86, 86, 98, 100
- da pelve, 116
- urogenital, 116, 124
Diencéfalo, 180
Dilatação da pelve renal, 108
Diplopia, 148
Disco(s)
- articular, 144
- intervertebrais, 204
Disfunção(ões)
- circulatórias, 166
- erétil, 120
Displasia da articulação do quadril, 36
Distúrbios
- da audição, 138
- de sensibilidade do braço, 166
- do equilíbrio, 138
Doença
- de Parkinson, 182
- triarterial, 75
Dor, 166
Dorso do pé, 50
Ducto
- coclear, 152
- colédoco, 98, 104, 106
- de Santorini, 106
- de Wirsung, 106
- deferente, 96
- ejaculatório, 94
- pancreático acessório, 106
- parotídeo, 142
- torácico, 86
Duodeno, 104, 106, 110, 206

E

Edema de glote, 172
Epicárdio, 70
Epiglote, 172, 174
Epoóforo, 134
Escavação retouterina, 122
Escroto, 96
Esôfago, 80, 84

Espaço
- pleural, 70
- subaracnóideo, 192
Espinha
- da escápula, 10
- ilíaca, 34, 36
- isquiática, 34
Esplênio, 202
Esterilidade, 134
Estômago, 84, 98
Estreitamento dos hiatos dos escalenos, 166
Estribo, 152

F

Faringe, 174
Fáscia(s)
- espermáticas, 96
- renal, 108
- toracolombar, 2
- transversal, 92
Fascículo
- lateral, 26
- medial, 26
- posterior, 26
Fenda interglútea, 54
Fibras
- eferentes viscerais, 146
- zonulares, 150
Fíbula, 48
Fígado, 98, 100
Fímbrias
- da tuba uterina, 134
- do hipocampo, 202
Fissura
- horizontal, 70
- oblíqua, 70
- orbital
-- inferior, 148
-- superior, 148
Flóculo, 182
Fluxo sanguíneo bidirecional, 156
Foice inguinal, 94
Forame(s)
- da veia cava, 88
- espinhoso, 140
- estilomastóideo, 140
- infraorbital, 146
- infrapiriforme, 38

- interventricular, 192
- intervertebrais, 204
- jugular, 138, 140
- magno, 138, 140
- mastoide, 140
- oval, 140
- palatino maior, 140
- suprapiriforme, 38
Fórnice, 196, 202
- da vagina, 134
Fossa
- anterior do crânio, 138
- clavicular, 124
- coronóidea, 16
- interpeduncular, 182
- isquioanal, 118
- mandibular, 136, 140, 144
- média do crânio, 138
- posterior do crânio, 138
Fóvea
- articular, 16
- central, 150
Fratura(s)
- da base do crânio, 138
- da cabeça da mandíbula, 58
- do corpo do úmero, 28
- no colo cirúrgico do úmero, 28
- nos ossos do carpo, 18
Funículo espermático, 94, 96

G

Gânglio
- cervical
-- inferior, 168
-- médio, 166, 168
-- superior, 166
- espinal, 204
- estrelado, 166, 168
- submandibular, 162
- trigeminal, 180
Glândula(s)
- parótida, 142
- pineal, 200
- salivar mandibular, 162
- seminal, 124
- suprarrenais, 104, 108
- tireoide, 158
Globo pálido, 202
Glomo carótico, 164

Índice Alfabético

Glote, 172
- fechada, 172
Gravidez tubária, 134

H

Hemisférios cerebelares, 182, 190
Hemorragia intracraniana, 138
Hemorroidas, 128
Hérnia(s), 88
- de disco, 204
- incisionais, 90
- inguinal, 94, 96
Hiato
- esofágico, 88
- urogenital, 116
Hilo
- do pulmão, 80, 82
- renal, 108
Hipermetropia, 150
Hipertensão porta, 100, 130
Hipocampo, 198, 200
Hipocinese, 182
Hipófise, 180, 186, 196
Hipotálamo, 196
Histerectomia, 132

I

Ílio, 34, 36, 110
Incisura troclear, 16
Incontinência urinária, 116
Infarto agudo do miocárdio, 75
Inflamações, 134
Infundíbulo, 134
- da hipófise, 196
Ínsula, 202
Intestino
- delgado, 110
- grosso, 110
Invólucros, 108
Ísquio, 34, 36
Istmo, 122, 134
- das fauces, 174

J

Janela
- do vestíbulo, 152
- oval, 152
Jejuno, 110

L

Lábio glenoidal, 8
Laringe, 158, 170, 174
Laringofaringe, 174
Lente, 150
Lesão
- do menisco, 42
- do nervo
-- frênico, 160
-- ulnar, 24
- proximal no nervo
-- mediano, 26
-- radial, 26
Ligamento(s)
- anular do rádio, 16
- calcaneofibular, 48
- colateral
-- fibular, 42
-- tibial, 42
- coracoacromial, 8
- coracoumeral, 8
- cruzado
-- anterior, 42
-- posterior, 42
- da cabeça do fêmur, 36
- da patela, 40, 42
- deltóideo, 48
- iliofemoral, 36
- inguinal, 52
- isquiofemoral, 36
- largo do útero, 132, 134
- longitudinais, 204
- patelar, 42
- pubofemoral, 36
- pulmonar, 78, 80
- redondo do útero, 132, 134
- sacrotuberais, 116
- sacrouterino, 134
- transverso do colo, 134
- vocais, 172
Linfonodos submandibulares, 162
Linha
- alba, 92
- arqueada, 92
Líquido cerebrospinhal, 192
Luxação(ões)
- da articulação do ombro, 8
- da cabeça da mandíbula, 144
- habituais, 8
- subcoracóidea, 8

M

Maléolo
- lateral, 46, 62, 64
- medial, 62, 64
Mandíbula, 1363 158
Manguito rotador, 8, 10
Martelo, 152
Maxila, 136, 148
Meato acústico
- externo, 136, 152
- interno, 138, 152
Mediastino, 80
Medula
- espinal, 204
- renal, 108
Menisco, 42
Mesentério, 110
Mesocolo transverso, 110
Mesossalpinge, 132
Mesovário, 132
Mielencéfalo, 180
Miopia, 150
Movimento de mastigação, 144
Músculo(s)
- abaixador, 142
- adutor
-- curto, 40
-- longo, 52
-- magno, 40
- ancôneo, 12
- ariepiglótico, 170
- aritenóideo
-- oblíquo, 170
-- transverso, 170
- bíceps
-- braquial, 8, 12, 32
--- tendão da cabeça longa do, 8
-- femoral, 38, 56, 58
- braquiorradial, 32
- bucinador, 142, 146
- bulboesponjoso, 118, 120
- coracobraquial, 12
- corrugador do supercílio, 142
- cremaster, 90
- cricoaritenóideo posterior, 170
- curtos
-- da mão, 24
-- do pescoço, 6
-- da eminência

-- hipotenar, 22, 24
-- tenar, 22, 24
- da expressão facial, 142
- da mastigação, 144
- da palma da mão, 22, 24
- deltoide, 10
- digástrico, 158
- dilatador da pupila, 150
- do abdome, 90
- do ângulo da boca, 142
- do antebraço, 14
-- grupo dorsal, 14
-- grupo radial, 14
-- grupo volar, 14
- do assoalho
-- da boca, 158
-- pélvico, 118
- do braço, 12
- do dorso do pé, 50
- do lábio inferior, 142
- do ombro, 10
- epicrânio, 142
- eretor da espinha, 92
- escalenos, 166, 168
- esfíncter
-- da pupila, 150
- externo
-- da uretra, 116
-- do ânus, 116, 118, 120
- espinal, 4
-- da cabeça, 4
-- do tórax, 4
- esplênios, 4
- esternocleidomastóideo, 158
- extensor(es)
-- da perna, 50
-- do dedo mínimo, 20
-- do hálux, 46
-- do indicador, 20
-- dos dedos, 20, 32, 46
-- longo
--- do carpo, 20, 32
--- do hálux, 50, 62
--- dos dedos, 50
-- radial
--- curto do carpo, 20, 32
--- ulnar do carpo, 20, 32
- extrínsecos
-- do bulbo do olho, 148
-- do dorso, 2

- fibular
-- longo, 46, 52
-- profundo dos dedos, 22
-- radial do carpo, 22
-- superficial dos dedos, 22
-- terceiro, 46
-- ulnar do carpo, 22
- flexor
-- curto
--- dos dedos, 52, 66
-- longo
--- do carpo, 22
--- do hálux, 44, 52
--- dos dedos, 44, 52
- gastrocnêmio, 44, 58, 62
- gêmeos
-- inferior, 38
-- superior, 38
- glúteos, 38
-- máximo, 38
-- médio, 38, 56
-- mínimo, 38
- grácil, 40, 58
- hioglosso, 162
- ilíaco, 52
- iliococcígeo, 116
- iliocostal, 4
- infraespinal, 10
- infra-hióideos, 158
- interespinais, 4
- interósseos
-- dorsais, 20, 22
-- palmares, 22
- isquiocavernoso, 118, 120
- isquicorrígeo, 116
- latíssimo do dorso, 2, 10
- levantador
-- da escápula, 2
-- da próstata, 116
-- do ângulo da boca, 142
-- do ânus, 116
- longo do pescoço, 168
- longuíssimo, 4
-- da cabeça, 4
-- do pescoço, 4
-- do tórax, 4
- lumbricais, 22
- masseter, 142, 144
- mentual, 142
- milo-hióideo, 162

- nasais, 142
- oblíquo
-- externo do abdome, 90
-- inferior da cabeça, 6
-- interno do abdome, 90
-- superior da cabeça, 6
- obturador
-- externo, 38
-- interno, 38
- omo-hióideo, 158
- orbicular
-- da boca, 142
-- do olho, 142
- papilar
-- anterior, 74
-- posterior, 74
-- septal, 74
- pectíneo, 40, 52
- pelvitocanterianos, 38
- piriforme, 38, 56
- platisma, 142
- poplíteo, 48
- pré-vertebral, 168
- profundos
-- do dorso, 4
-- do pescoço, 168
- pronador quadrado, 22
- pterigóideo
-- lateral, 144
-- medial, 144
- pubococcígeo, 116
- puborretal, 116
- pubovaginal, 116
- quadrado
-- do lombo, 112
-- femoral, 38
-- posterior, 52
- redondo
-- maior, 10
-- menor, 10
- reto
-- do abdome, 90
-- femoral, 40
-- posterior maior da cabeça, 6
-- posterior menor da cabeça, 6
- risório, 142
- romboides
-- maior, 2
-- menor, 2
- sartório, 40, 52

211

Índice Alfabético

- semimembranáceo, 38, 56, 58
- semitendíneo, 38, 56, 58
- serrátil posterior
-- inferior, 2
-- superior, 2
- sóleo, 44, 62
- subescapular, 10
- superficiais do dorso, 2
-- grupo espinocostal, 2
-- grupo espinoescapular, 2
-- grupo espinoumeral, 2
- supraespinal, 10
- temporal, 144
- tensor da fáscia lata, 54
- tibial
-- anterior, 46, 60
-- posterior, 44
- transverso
-- do abdome, 90, 92
-- superficial do períneo, 118, 120
- trapézio, 2, 158, 166
- tríceps
-- braquial, 8, 12
-- sural, 44
- vasto
-- intermédio, 40
-- lateral, 40
-- medial, 40
-- vocais, 172
- zigomáticos
-- maiores, 142
-- menores, 142

N

Neoplasias benignas da próstata, 124
Nervo(s)
- abducente, 180
- acessório, 2, 180
- alveolar inferior, 146
- auricular magno, 160
- axilar, 28
- bucal, 146
-- corda do tímpano, 146, 152
- cutâneo
- da mão, 30
- digitais
-- dorsais, 64
-- plantares, 66
- do braço, 28
- espinal, 204

- facial, 146, 152, 180
- femoral
-- lateral, 114, 116
-- posterior, 68
- fibular
-- comum, 56, 58, 60, 68
-- profundo, 60, 64, 68
-- superficial, 60, 64, 68
- medial
-- do antebraço, 26
-- do braço, 26
- posterior
-- intermédio, 64
-- medial, 64
- frênico, 80
- genital, 114
- genitofemoral, 112, 114, 116
- glúteo
-- inferior, 68
-- superior, 68
- hipoglosso, 162, 180
- ílio-hipogástrico, 114, 116
- ilioinguinal, 114, 116
- infraorbital, 146
- intermédio, 146
- isquiático, 56, 68
- lingual, 146, 162
- maxilar, 136, 180
- mandibular, 136, 146, 180
- mediano, 14, 26, 30
- milo-hióideo, 162
- musculocutâneo, 26
- obturatório, 114
- occipital
-- maior, 6
-- menor, 160
-- terceiro, 6
- oftálmico, 136, 180
- olfatório, 180
- plantar
-- lateral, 66, 68
-- medial, 66, 68
- pudendo, 56, 118, 120
- radial, 26, 28, 30
- subcostal, 116
- suboccipital, 6
- sural
-- lateral, 58
-- medial, 58

- temporais profundos
-- anterior, 146
-- superior, 146
- tibial, 56, 58, 62, 66
- transverso do pescoço, 160
- trigêmeo, 136, 180
- troclear, 180
- ulnar, 30, 32
- vago, 80, 164, 166
- vestibulococlear, 152, 180
Neurocrânio, 136
Núcleo(s)
- ambíguo, 184
- cocleares, 184
- do nervo
-- abducente, 184
-- acessório, 184
-- facial, 184
-- oculomotor, 182, 184
-- troclear, 184
- do trato solitário, 184
- dorsal do nervo vago, 184
- dos nervos cranianos, 184
- espinal do nervo trigêmeo, 184
- motor do nervo trigêmeo, 184
- pontino do nervo trigêmeo, 184
- rubro, 182
- salivatório
-- inferior, 184
-- superior, 84

O

Olivas, 182
Omento maior, 98
Órbita, 148
Orelha
- interna, 152
- média, 152
Órgãos torácicos, 70
Orofaringe, 174
Osso
- capitato, 18
- escafoide, 18
- esfenoide, 136, 138, 148
- etmoide, 136, 138, 148
- frontal, 136, 138, 148
- hamato, 18
- hioide, 158
- lacrimal, 136, 148
- metacarpal, 18

Índice Alfabético

- nasal, 136
- occipital, 136, 138, 140
- palatino, 136, 148
- parietal, 136
- piramidal, 18
- pisiforme, 14, 18
- semilunar, 18
- temporal, 136, 138, 140, 144
- trapézio, 18
- trapezoide, 18
- zigomático, 136, 148

Óstio faríngeo da tuba auditiva, 174
Ovário, 132, 134

P

Palato
- duro, 174
- mole, 174

Pâncreas, 104, 106
- cabeça, 206
- cauda, 206
- corpo, 206

Pancreatite aguda, 106
Papila(s)
- maior do duodeno, 106
- menor do duodeno, 106
- renais, 108

Paralisia
- do(s) músculo(s)
-- extrínseco do bulbo do olho, 148
-- dos músculos romboides, 2
-- do nervo frênico, 160
-- facial
--- central, 142
--- periférica, 142

Paraoóforo, 134
Parede temporal da órbita, 148
Paresia do nervo mediano, 30
Patela, 40, 42
Pedúnculos cerebelares, 180, 182, 188
Pelve
- feminina, 122
- masculina, 124

Periartropatia umeroescapular, 10
Pericárdio, 70, 72
Peritônio, 96
- parietal, 122

Pescoço, 158
- região cervical
- anterior, 158

- lateral, 158
- região profunda, 166

Planta do pé, 52
Pleura
- parietal, 70
- visceral, 70

Plexo
- braquial, 26
- cervical, 160, 166
- corióideo, 192, 200, 202
- lombar, 114, 126
- pterigóideo, 156, 190
- pudendo, 118
- sacral, 68, 118, 126
- venoso do reto, 130

Pneumotórax, 70, 168
Polígono de Willis, 186
Ponto de Erb, 160
Pré-cúneo, 188
Pregas
- vestibulares, 170
- vocais, 170

Processo
- coracoide da escápula, 8
- palatino da maxila, 140
- uncinado, 106, 206

Prolapso
- da vagina, 116
- do útero, 116

Pronação dolorosa, 16
Próstata, 124
Psoas maior, 116
Púbis, 34, 36, 116
Pulmões, 70, 78
- lobo inferior, 78
- lobo médio, 78
- lobo superior, 78

Pulso
- carotídeo, 164
- pedioso, 60, 62

Putame, 194, 198, 202

Q

Quadril, 34
Quimiorreceptores, 164

R

Radiação óptica, 202
Rádio, 16, 22, 32

Raiz
- da língua, 174
- medial, 26

Ramo(s)
- anteriores, 6, 168
- do nervo espinal, 204
- posteriores, 6
- tubário, 132
- vaginais, 132

Rampa do vestíbulo, 152
Reação alérgica generalizada, 172
Recesso axilar, 8
Reflexos monossinápticos, 12
Região facial profunda, 146
Retina, 150
Retináculo dos músculos flexores, 22
Reto, 102, 110, 116, 122, 124
Rigor, 182
Rima da glote, 172
Rins, 104, 108
Rombencéfalo, 182
Ruptura da sindesmose, 48

S

Saco herniário, 96
Sacro, 34, 116, 122, 124
Saculações do colo, 110
Seio(s)
- carótico, 164
- cavernoso, 190
- da dura-máter, 190
- esfenoparietal, 190
- marginal, 190
- occipital, 190
- petroso
-- inferior, 190
-- superior, 190
- renal, 108
- reto, 190
- sagital
-- inferior, 190
-- superior, 190
- sigmóideo da dura-máter, 190
- transverso, 190
- venoso, 74

Septo
- nasal, 174
- pelúcido, 194, 196, 198

Sifão carótico, 186
Sinal de Trandelenburg, 38

Índice Alfabético

Síndrome
- de Horner, 168
- do túnel do carpo, 30

Sínfise púbica, 34, 116, 122, 124
Sinusite, 136
Sistema(s)
- de cálices da pelve renal, 108
- espinal, 4
- transversoespinal, 4

Substância
- branca, 194, 204
- cinzenta, 194, 204
- negra, 182

Sulco(s)
- calcarino, 202
- coronário, 76
- do seio
-- sigmoide, 138
-- transverso, 138
- glúteo, 56
- olfatório, 180
- orbitais, 180

Sutura
- craniana, 136
- lambdóidea, 136

T

Tálamo, 198, 202
Tálus, 48
Técnica de Hochstetter, 56
Tegmento, 182
Telencéfalo, 176, 192
Tendão do calcâneo, 44
Tênias, 110
Teste clínico funcional do nervo facial, 142
Testículo, 96
Teto da órbita, 148
Tíbia, 48
Timo, 70
Tonsila faríngea 174
Trabéculas cárneas, 74
Trapézio, 2
Traqueia, 84, 158, 174
Traqueostomia, 170
Trato óptico, 196
Traumatismo
- em pronação, 48
- em supinação, 48

Tríceps braquial, 10
Trígono
- carótico, 158, 164
- cervical
-- anterior, 158
-- lateral, 158
- femoral, 54
- lombocostal, 88
- occipital, 158
- omoclavicular, 158
- submandibular, 158, 162
- suboccipital, 6

Trocânter
- maior, 36
- menor, 36

Tróclea, 148
- do tálus, 48
- do úmero, 16

Tronco
- braquiocefálico, 84, 168
- cefálico, 98, 112
- do corpo caloso, 196
- encefálico, 180, 182, 184
- inferior, 26
- médio, 26
- pulmonar, 72
- simpático, 80, 84, 86, 112, 166, 168, 204
- superior, 26

Tuba uterina, 132, 134
Tubérculo faríngeo, 140
Túberes isquiáticos, 34, 116
Tumores do ápice do pulmão, 168
Túnel do carpo, 22
Túnicas testiculares, 94

U

Ulna, 22, 32
Umbigo, 102
Úmero, 10, 16
Úraco, 122
Ureter, 108
Uretra, 94, 124
- feminina, 122

Útero, 122, 132, 134

V

Vagina, 116, 122, 132, 134
Valva, 74
- bicúspide, 75
- da aorta, 75
- pulmonar, 75
- tricúspide, 75

Válvulas semilunares, 74
Varizes esofágicas, 102
Vasos
- da mão, 30
- do braço, 28
- epigástricos, 96

Veia(s)
- angular, 156, 190
- auricular posterior, 156
- ázigo, 80, 86, 102
- basal, 190
- cardíaca parva, 72
- cava
-- inferior, 72, 74, 104, 112, 130
-- superior, 72, 74
- cerebral(is)
-- interna, 190
-- magna, 190
-- profundas, 190
-- superficiais, 190
- diploicas, 156
- esplênica, 106, 206
- facial, 156, 162, 190
- femoral, 52, 64
- frontais, 190
- hemiázigo, 82, 86, 102
- ilíacas comuns, 112
- jugular interna, 156, 162, 164
- linguais, 162
- marginal
-- lateral, 64
-- medial, 64
- mesentérica
-- inferior, 130
-- superior, 106
- occipital, 156
- paraumbilicais, 102
- parietais, 190
- poplítea, 58, 64
- porta, 98, 104, 106, 130, 206
-- do fígado, 104, 130
- pudenda, 118, 120
- pulmonares, 72, 78
- renal, 108
- retal média, 130
- retromandibular, 156

Índice Alfabético

- safena
-- magna, 52, 64
-- parva, 58
- submentual, 156, 162
- temporal superficial, 156
- tireóidea superior, 156
- ulnar, 32
- umbilical, 102
Ventre superior, 158

Ventrículo(s)
- da laringe, 172, 171
- direito, 74
- esquerdo, 74
- lateral, 198
Verme do cerebelo, 200
Vértebras, 204
Vesícula biliar, 98, 100

Vestíbulo
- da laringe, 174
- da vagina, 122
Vias
- digestórias superiores, 174
- respiratórias superiores, 174
Visão dupla, 148
Viscerocrânio, 136
Vômer, 136, 140